GUIDE PRATIQUE

DU

MÉDECIN ÉLECTRICIEN

OU

THÉORIE DES APPAREILS

VOLTA-MAGNÉTIQUES

ET EXPOSÉ SOMMAIRE DES DONNÉES PRATIQUES ACQUISES

A L'ÉLECTRO-THÉRAPIE ;

avec trois grandes Planches lithographiées comprenant vingt-six Figures pour l'intelligence du texte.

PAR LE DOCTEUR NIVELET,

de Commercy (Meuse).

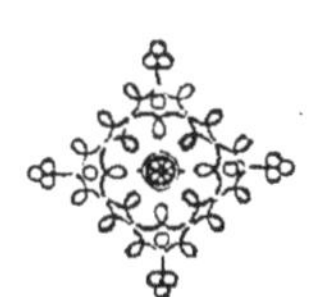

A PARIS,

LEIBER, libraire,

rue de Seine St-Germain, nº 13.

A COMMERCY,

Mme CHARLES, libraire,

Grande-Rue, et chez l'auteur.

1862.

GUIDE PRATIQUE

DU

MÉDECIN ÉLECTRICIEN.

BAR-LE-DUC. — IMPRIMERIE DE NUMA ROLIN.

GUIDE PRATIQUE

DU

MÉDECIN ÉLECTRICIEN

OU

THÉORIE DES APPAREILS

VOLTA-MAGNÉTIQUES

ET EXPOSÉ SOMMAIRE DES DONNÉES PRATIQUES ACQUISES

A L'ÉLECTRO-THÉRAPIE ;

avec trois grandes Planches lithographiées comprenant vingt-six Figures
pour l'intelligence du texte.

PAR LE DOCTEUR NIVELET,
de Commercy (*Meuse*).

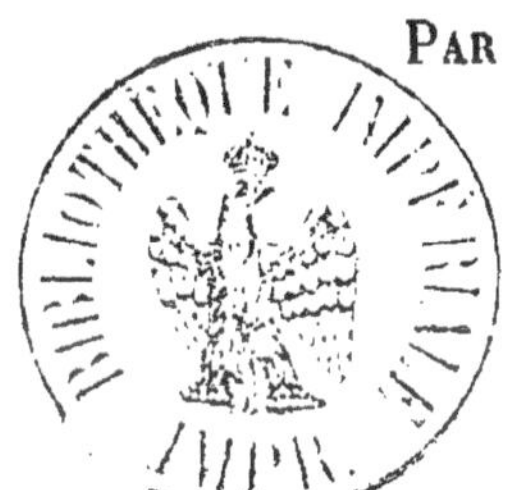

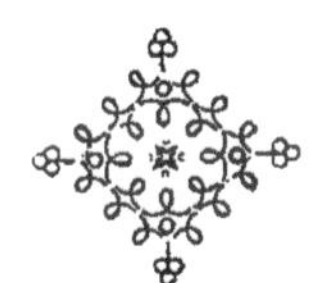

A PARIS,
LEIBER, libraire,
rue de Seine St-Germain, nº 13.

A COMMERCY,
Mme CHARLES, libraire,
Grande-Rue, et chez l'auteur.

1862.

AVANT-PROPOS.

Une des causes qui retardent le plus les progrès de l'Electro-Thérapie et qui l'empêchent de se généraliser dans la pratique médicale, c'est, on peut le dire, l'ignorance où se trouvent la plupart des médecins à l'égard des appareils électro-médicaux.

Tous comprennent ou pressentent l'importance du fluide électrique, comme modificateur de l'organisme humain. Mais, par cela même que cet agent se présente à leur esprit comme capable de développer des effets physiologiques d'une grande puissance, la plupart retenus par une louable prudence ajournent leurs essais ; d'autres reculent devant la nouveauté des questions que soulève la pratique de l'Electro-Thérapie ; quelques-uns, enfin, ont fait, à tout hasard, l'acquisition d'un appareil, mais ils hésitent et se déconcertent facilement devant l'emploi d'un instrument qu'ils ne comprennent pas.

Rassurer les premiers en leur démontrant que le praticien dispose à son gré de l'agent électrique comme il le ferait de tout autre agent médicinal ;

Rendre facile pour tous l'intelligence des appareils électro-médicaux en résumant, en quelques pages, les théories qui se trouvent éparses dans de gros volumes et qui ne sont pas faciles à saisir dans les ouvrages de physique ;

Tel est le double but que nous tenterons d'atteindre dans ce travail auquel nous nous sommes efforcé de donner le plus de clarté et le plus de concision possible.

Tout nouvel agent, avons-nous dit ailleurs, ne peut se produire, en thérapeutique, qu'à la condition de renseigner le praticien, sur son dosage, sur son mode d'administration, raisonné, méthodique et consacré par l'expérience.

L'électricité elle-même en est là.

La science qui se fonde sur cet agent puissant, l'Electro-Thérapie, si elle est loin d'être achevée, a déjà des principes arrêtés. Pour la juger, il faut commencer par l'étudier dans ses développemens élémentaires aussi bien que dans ses données pratiques les mieux établies.

Il faut, avant tout, que le praticien comprenne l'instrument dont il se sert, les différentes nuances d'action qu'il est susceptible de développer sur l'organisme.

Il faut qu'il puisse se rendre compte des effets qu'il tend à produire, et que sa pratique ne consiste pas en une simple routine dans laquelle la science se réduirait, comme on l'a dit spirituellement, *à faire danser des muscles.*

PREMIÈRE PARTIE.

DES APPAREILS ÉLECTRO-MÉDICAUX, EN GÉNÉRAL.

L'électricité, employée comme agent thérapeutique, peut s'appliquer :

1° A l'aide des grandes machines à frottement, à l'état statique ou d'expansion ;

2° A l'aide des piles, à l'état dynamique, et sous forme de courants continus ;

3° A l'aide des appareils d'induction, à l'état dynamique et sous forme de courants intermittents.

C'est de cette dernière forme que nous voulons nous occuper ici. Cependant, nous dirons aussi quelques mots des courants continus que tout appareil volta-magnétique peut fournir indépendamment des courants intermittents.

APPAREILS D'INDUCTION.

Les appareils à électricité d'induction sont de deux sortes. Les uns fonctionnent sans le secours d'une pile, et par la mise en rapport d'une pièce de fer doux avec les pôles d'un aimant fixe sur lequel se trouve enroulé un fil métallique. Ce sont les appareils *magnéto-électriques*.

Les autres sont constitués par une bobine d'induction qui a sa source électro-motrice dans une pile. Ce sont les appareils *volta-magnétiques*.

Bien qu'un savant professeur ait annoncé, que ces derniers appareils étaient destinés à disparaître de la pratique médicale, à cause des inconvénients de leurs piles, l'expérience de ces dernières années a démontré que le contraire aurait lieu, que les appareils volta-magnétiques prévaudraient sur les appareils magnéto-électriques. Chaque jour voyant ces derniers tomber de plus en plus en discrédit, nous nous garderons de fatiguer le lecteur de leur description et nous passerons de suite à l'étude des appareils volta-magnétiques.

APPAREILS VOLTA-MAGNÉTIQUES.

Pour faciliter l'intelligence d'un appareil de ce genre, il nous a paru indispensable d'en faire une description détaillée et minutieuse, et d'en donner un spécimen qui put remplacer, pour le lecteur, l'appareil lui-même.

Celui que nous faisons établir ayant sur les autres l'avantage de montrer tout son système à découvert, nous avons dû lui donner la préférence.

Les différentes pièces qui le composent sont : (*Planches* 2e et 3e.)

La pile ;

Les électrodes ;

La bobine d'induction ;

Le rhéotome ou interrupteur, nommé aussi trembleur ou vibrateur ;

La pointe platinée qui donne appui à ce dernier.

La Pile. AA. LL. (*Planche* 2e et 3e.) Elle se compose de deux éléments dont l'un, par suite des réactions chimiques qu'il subit, concourt exclusivement à l'électro-génèse, tandis que l'autre ne remplit que les fonctions d'élément collecteur. Ainsi, dans cette pile, le courant voltaïque résulte de la réaction chimique qui se passe entre le zinc L et l'eau salée : ce courant est rassemblé, à travers les pores du vase poreux, par l'acide nitrique et le charbon qui constituent eux-mêmes l'élément collecteur. Il faut donc concevoir le courant voltaïque, comme partant du charbon A et parcourant tout le circuit métallique des électrodes et de l'hélice inductrice de la bobine, pour revenir au zinc.

Cependant, une autre manière de concevoir la marche du courant est admise encore par les physiciens. Dans celle-ci, un courant est censé partir du charbon, un autre du zinc, et tous les deux tendent à se rejoindre. Le premier est dit courant *positif*, il est indiqué par les flèches portant le signe +; le second, courant *négatif*, est indiqué par les flèches portant le signe —.

Les électrodes de la pile. Ce sont les diverses pièces métalliques qui complètent le circuit constitué par les deux éléments de la pile, d'une part, et par l'hélice inductrice de la bobine, d'autre part. Cette hélice a deux bouts : l'un, le bout initial D est en rapport avec le charbon par la spirale A B, les autres pièces conductrices B C D qu'elle va joindre et qui se relient elles-mêmes à ce bout initial ; l'autre, le bout terminal, E E E E se relie au trembleur F qui touche lui-même la vis platinée G, laquelle traverse la colonne I qui se relie au zinc de K en L.

La bobine d'induction. — Elle comprend cinq parties distinctes qui sont : le squelette de la bobine ; l'hélice inductrice, constituée par le fil que parcourt le courant de la pile, et qui est dit courant initial ou inducteur ; l'hélice induite, constituée par le fil fin ; le fer central de la bobine ; le tube de cuivre qui enveloppe ce dernier et sert à la graduation des courants.

Le squelette de la bobine se compose d'un cylindre creux, en bois ou en carton, qui loge dans son intérieur le fer central où s'opèrent les réactions magnétiques. A chaque extrémité de ce cylindre se trouve fixé un aileron O O, destiné à soutenir les couches du fil des deux hélices, et à supporter d'autre pièces telles que le trembleur et les bornes D E, e f qui reçoivent les électrodes et les réophores.

L'hélice du courant voltaïque, ou hélice inductrice, est formée par un fil d'un millimètre de diamètre, lequel est enroulé à l'extérieur du cylindre de la bobine, de manière à former plusieurs couches disposées en spirales serrées qui constituent l'hélice elle-même. Nous répétons que ce fil se trouve relié par ses deux bouts aux électrodes de la pile et qu'il forme avec elles le circuit voltaïque.

L'hélice induite est formée par un fil beaucoup plus fin *e c e* et beaucoup plus long que le précédent.

Elle n'a aucun rapport direct ni avec le fil inducteur, ni avec la pile. Le courant qui se développe en elle est un courant induit, c'est-à dire produit par l'influence du courant de la pile et de l'électro-aimant temporaire que ce courant établit dans le fer central de la bobine.

Le fer central de la bobine est une pièce composée d'une réunion de fils de fer formant une botte. Elle occupe à l'intérieur le cylindre de la bobine, dans toute sa longueur, et le dépasse à son extrémité X qui correspond au trembleur.

Le graduateur IV n'est autre chose qu'un tube de cuivre qui enveloppe le fer central, et qui, étant mobile dans le sens de sa longueur, le recouvre plus ou moins, au gré du praticien. Bien que, dans la plupart des appareils électro-médicaux, cette pièce ait son jeu en dehors de la boîte, il faut pourtant la considérer comme faisant partie intégrante de la bobine.

Rhéotome ou interrupteur. C'est une pièce de fer doux F qui peut être fixée sur la bobine elle-même, comme dans notre appareil, ou en être indépendante. Cette pièce est de forme et de volume variables, suivant l'idée des constructeurs : elle est supportée par une lame ou ressort dont l'assise est en rapport avec le bout terminal de l'hélice inductrice.

La pointe Platinée, G. Dans l'appareil dont nous donnons une copie, elle est placée à l'extrémité de la vis H qui traverse la colonne de cuivre I au sommet de laquelle vient se fixer l'électrode du zinc. Cette vis, en rapprochant ou en éloignant sa pointe platinée du trembleur, règle les interruptions du courant en rendant les vibrations plus fréquentes ou plus lentes.

Telles sont les différentes pièces dont l'ensemble constitue un appareil volta-magnétique. La différence que ces appareils présentent entre eux ne peut donc provenir que des idées particulières que chaque constructeur adopte dans leurs dispositions.

Nous allons étudier ces pièces en action, c'est-à-dire donner la théorie des appareils que nous avons en vue.

THÉORIE DES APPAREILS VOLTA-MAGNÉTIQUES.

On peut dire que toute cette théorie repose sur le principe suivant :

Lorsqu'un courant voltaïque circule en spirales autour d'un morceau de fer bien pur, il l'aimante, et cette aimantation disparait aussitôt que le courant a cessé de circuler dans la spirale métallique qui lui a servi de conducteur.

Que se passe-t-il quand la pile est montée et que les électrodes amènent son courant aux deux bouts de l'hélice du gros fil ?

Si le circuit est complètement fermé par le contact de la pointe platinée et du trembleur, la botte de fil de fer qui se trouve placée au centre de la bobine, s'aimante instantanément sous l'influence du circuit voltaïque. Dans cet état, elle attire à elle la masse de fer doux du vibrateur, d'où résulte l'ouverture du circuit et la désaimentation du fer central. Le vibrateur, retombant alors, par son poids et par son ressort, contre la pointe platinée, le circuit se trouve refermé, et l'aimantation du fer central se reproduit ; puis, elle s'annule à la réouverture du circuit, et ainsi de suite tant que se prolonge l'action de la pile et que le circuit reste libre.

Ainsi s'explique le bruit du vibrateur qui annonce que l'appareil fonctionne, et qui dépend de ce que la pointe de platine touche ou ne touche pas cette pièce. En fixant avec attention les points de contact de ces deux parties, on voit l'étincelle électrique qui scintille à chaque ouverture du circuit.

Ces phénomènes font comprendre *de visu* comment s'opèrent les intermittences du courant voltaïque, c'est-à-dire les ruptures et les fermetures successives du courant du gros fil.

La manière dont le courant se développe dans le circuit du fil fin ne se démontre par aucun phénomène visible ou matériel. Elle est la conséquence du principe suivant, établi en physique :

Lorsque deux circuits métalliques sont disposés l'un sur

l'autre, sans avoir entre eux aucun rapport de contact, si l'un d'eux est parcouru par un courant électrique, un courant se développe dans le second, par influence.

Les physiciens démontrent aussi : qu'à chaque rupture du courant voltaïque, il y a, dans le circuit du gros fil, un extra-courant direct produit par l'influence de la pile elle-même, et par la désaimantation du fer central; qu'à chaque fermeture du même circuit, un extra-courant inverse est le résultat du rétablissement du courant voltaïque et de l'aimantation du fer central; qu'enfin, un courant alterné, dans un sens et dans l'autre, se reproduit, *par influence,* dans le circuit du fil fin.

Pour que les praticiens puissent comprendre ces phénomènes si curieux, et surtout pour qu'ils puissent se rendre compte de la différence d'action physique et chimique des courants inducteurs et induits, nous les engageons à faire les expériences suivantes :

1re *Expérience.* Mettez la bobine d'induction en rapport avec un ou plusieurs couples voltaïques; éloignez la pointe de platine de manière à ce qu'elle ne puisse toucher le trembleur, et de manière, par conséquent, à ce que le circuit voltaïque ne puisse se fermer; placez un réophore en fil de laiton à chacun des orifices réophores du courant inducteur (nos 1 –, 2 + *planches* 1re et 2e) et amenez les deux fils de laiton dans un verre d'eau, en évitant qu'ils se touchent. Dans cet état des choses, le courant voltaïque se trouvant rompu entre le trembleur et la pointe de platine, passera par les fils de dérivations EM, IN, *planche* 2e pour arriver à l'eau qui, en sa qualité de corps conducteur, complétera elle-même le circuit, et sera décomposée en oxygène, au pôle positif, et en hydrogène, au pôle négatif. L'oxydation du réophore positif sera bientôt visible.

Si, les choses restant dans cet état, vous rapprochez peu à peu la pointe de platine du trembleur, de manière à n'avoir que des intermittences très-lentes, vous verrez le phénomène d'électrolysation diminuer, mais se continuer encore avec assez d'activité ; si vous rapprochez de nouveau la pointe de platine, ce phénomène diminuera d'autant plus que vous rendrez les vibrations plus rapides, et il cessera complétement quand le trembleur touchera l'extrémité du fer central de la bobine, c'est à-dire quand le circuit voltaïque sera fermé complétement.

2e *Expérience.* Placez les fils de laiton aux orifices réophores du courant induit (nos 3 - 4 + *Planche* 2e) et amenez-les dans l'eau. Si vous tenez le circuit voltaïque ouvert par l'éloignement de la pointe de platine, il ne se produira d'effet d'aucune sorte, puisque le fil fin n'a aucun rapport avec la pile, et que, dans cet état, le fer central reste inerte.

Etablissez des intermittences lentes, vous serez fort longtemps avant d'observer aucun phénomène d'électrolysation, car ici les choses se passeront à l'inverse de l'expérience précédente.

Si vous rendez les intermittences plus fréquentes, vous verrez, au bout d'un certain temps, quelques bulles apparaître aux deux réophores en laiton: ces bulles seront constituées, de part et d'autre, par un mélange d'oxigène et d'hydrogène, et les deux réophores s'oxyderont à peu près également.

Ces expériences ne permettent pas de mettre en doute la différence d'action physique et chimique du courant inducteur et du courant induit des appareils volta-magnétiques. Il est difficile de comprendre qu'un des électriciens les plus savants de la capitale ait contesté la différence de leur action physiologique et qu'il ait voulu tout expliquer par une question de tension.

Voici comme nous concevons ce qui se passe dans ces expériences :

Au courant inducteur, il y a, à l'ouverture du circuit, un flux voltaïque qui passe par les fils de dérivations et arrive à l'eau ; et, à la fermeture, une réaction de l'aimant central. Plus les intermittences sont lentes, plus le courant participe des propriétés des courants continus. Plus les intermittences sont rapides, plus ces propriétés se rapprochent de celles des courans magnétiques. Quant au courant du fil induit, il nous paraît dépendre plus particulièrement de l'influence de l'aimant central ; il doit donc participer davantage de ces dernières propriétés.

Ces considérations nous semblent démontrer la supériorité que les appareils volta magnétiques, à deux hélices bien distinctes, ont sur tous les autres Par leur fil induit, ils produisent les effets des appareils *magnéto-électriques*, et ils les produisent plus commodément, puisqu'ici il n'y a pas de manivelle à tourner. Ils ont l'avantage de donner, au gré du praticien, les courans continus simples, ou les courans intermittens d'induction. Enfin, ils possèdent à leur courant inducteur des propriétés mixtes dont le développement est gradué par le plus ou moins d'intermittences du trembleur

Les explications que nous avons données dans les deux expériences précédentes, pour la décomposition de l'eau, feront comprendre au praticien comment les courans arrivent au sujet que l'on veut électriser.

Ajoutons seulement que, si comme on l'a prétendu, l'extra-courant direct ou de rupture, du fil inducteur, est celui qui agit à peu près exclusivement sur la sensibilité cutanée et la contractilité musculaire, l'extra-courant inverse de ce même circuit doit être celui qui développe les actions chimiques et dynamiques les plus prononcées. Quant au circuit induit, il ne nous paraît pas offrir des différences aussi sensibles dans ses effets alternés qui correspondent à l'ouverture et à la fermeture du circuit inducteur. Il a cela de commun avec les appareils *magnéto-électriques*.

Il ne nous reste plus qu'à exposer la théorie des courants à interruptions facultatives. Nous passerons ensuite à l'examen des principes qui ont présidé à la construction de notre appareil volta-magnétique.

THÉORIE DES INTERRUPTIONS FACULTATIVES.

Les différentes pièces M, q, X, R, B, b, L, C, P, N (*planche* 3me) constituent un circuit, fermé ou ouvert, suivant que la lamelle L touche ou ne touche pas la pièce b. Quand ce circuit est fermé, le circuit de la pile qui y est amené par les dérivations d' N à P et d' M à q, se trouve fermé lui-même d'une manière permanente. Il en résulte une aimantation aussi permanente du fer central. Mais, quand on fait manœuvrer la roue dentée R sur laquelle appuie le ressort X, il y a ouverture du circuit chaque fois que ce ressort quitte une des dents de la roue. C'est de cette ouverture que résulte un effet d'induction et une commotion pour le sujet placé dans le circuit du fil fin.

Ces commotions sont graduées, d'une part, par la force de tension de la pile qui peut être à un ou plusieurs couples, et, d'autre part, par le tube en cuivre qui enveloppe le fer central de la bobine. Elles sont exclusivement sous la dépendance de cet aimant central et ont leur circuit dans l'hélice induite. Pour les percevoir il faut donc que les conducteurs soient placés aux orifices réophores 3 —, 4 +.

DES PRINCIRES QUI ONT PRÉSIDÉ A LA CONSTRUCTION DE NOTRE APPAREIL VOLTA-MAGNÉTIQUE.

Parmi les diverses parties qui composent notre appareil volta-magnétique, nous avons surtout à considérer ici :

La pile,

La bobine d'induction,

Le rhéotome ou vibrateur,

L'interrupteur à roue dentée.

La Pile AA, LL. Voulant nous conformer avant tout au principe d'électro-physiologie posé par Henri, savoir : que pour produire les effets physiologiques les plus énergiques, il ne faut en mouvement qu'une petite quantité d'électricité, circulant avec le moins de résistance possible dans un fil, nous avons dû chercher une pile d'un petit volume, mais d'une tension peu variable et susceptible de fonctionner pendant plusieurs heures.

Après bien des essais sur les différentes piles qui se sont produites dans ces derniers temps, nous avons donné la préférence à un couple qui n'est lui-même qu'une modification de la pile de Bunsen et qui offre d'ailleurs de l'analogie avec celui de l'appareil Legendre et Morin. Mais notre pile n'est pas comme dans cet appareil, limitée à un couple unique ; nous pouvons associer au couple intérieur un ou plusieurs autres couples, disposés en tension ou en quantité, suivant les effets que l'on veut produire.

Les éléments métalliques de notre pile sont : d'une part, le zinc et le cuivre associés LL, mais indépendants l'un de l'autre ; d'autre part, le charbon, A.

Le liquide réactif, pour le zinc et le cuivre, est l'eau salée ordinaire. Pour le charbon, le liquide collecteur est la solution aqueuse et concentrée de perchlorure de fer. Cette dernière substance a l'avantage de pouvoir être portée dans un flacon, à l'état solide ; elle n'expose le praticien au contact d'aucun acide, et sa solution est exempte d'émanation. Elle a sur la mixture de M. Grenet l'avantage d'une tension qui nous a semblé plus soutenue et elle n'encrasse pas le charbon comme le fait cette dernière.

Au reste, notre appareil fonctionne très bien avec celle-ci et mieux encore avec l'acide nitrique qui n'a d'autre inconvénient que ses émanations.

Notre mode d'association des couples est des plus simples : il s'opère par de petites spirales, garnies d'une lamelle en cuivre à chacune de leurs extrémités. Pour la disposition en tension, chaque lamelle s'introduit, d'une part, dans une des fentes pratiquées à la partie supérieure des charbons, et, d'autre part, dans une pince que porte chaque récipient en cuivre. Ainsi, pour l'association du couple intérieur avec un ou plusieurs couples extérieurs, une spirale part du charbon du premier couple, et va rejoindre le zinc du second ; une autre spirale part du charbon du deuxième couple, et va rejoindre le zinc du troisième, et ainsi de suite. Le charbon du dernier couple, qui reste libre, est relié alors avec la borne B qui se trouve dans un angle du compartiment de la pile. Pour la disposition en quantité, on relie les zincs avec les zincs, les charbons avec les charbons. Les lamelles qui doivent être insérées dans les charbons sont platinées afin d'éviter les oxydations auxquelles elles seraient plus particulièrement exposées.

Les dimensions de nos couples sont : 9 centimètres en hauteur, 7 en diamètre.

Le couple intérieur, qui suffit seul aux opérations ordinaires, a son électrode négative au fond même du compartiment où ce couple est logé. C'est une patte ou trépied, constitué par trois lamelles en cuivre dont l'une est platinée afin de parer, dans tous les cas, aux oxydations qui pourraient se produire sur les autres. Le fond du récipient en cuivre qui sert lui-même d'électrode, repose sur ce trépied et y est maintenu dans un contact suffisant par le poids du couple.

En outre de la pince que portent les récipiens en cuivre des couples extérieurs, nos zincs en portent une aussi pour qu'ils puissent fonctionner, dans l'occasion, comme couples de Bunsen ordinaires, dans un récipient en verre ou en faïence.

La bobine d'induction. Contenue, à part, dans un compartiment de la boîte, elle mesure 19 centimètres de longueur, non compris les ailerons. Le fil inducteur, recouvert de soie, porte 1 millimètre de section, et forme *de trois à cinq couches* de spires dans toute l'étendue de la bobine. Le fil induit, choisi très fin, est également recouvert de soie, et forme *de cinq à sept couches* séparées. Cette bobine satisfait donc aux conditions exigées par les physiciens pour accroître l'effet électrique par la multiplicité des spires.

Pour conserver au courant inducteur et au courant induit les propriétés physiologiques qui sont toutes spéciales à chacun d'eux, nous nous sommes bien gardé d'associer les deux fils comme on l'a fait dans les appareils aujourd'hui en vogue : nous avons, au contraire, mis le plus grand soin à isoler le gros fil d'avec le fil fin. Quand la pose du premier est terminée, nous le faisons envelopper d'une feuille de carton enduite, sur ses deux faces, d'un vernis à la cire à cacheter. C'est sur cette feuille que l'on établit une première couche de fil fin, et chaque couche est séparée par une feuille semblable.

Le fer central de la bobine est constitué par un faisceau de fils de fer. Il est reconnu que cette disposition est préférable à un cylindre unique, la réaction magnétique de chaque fil donnant, à volume égal, une somme de courans plus énergique.

Le graduateur de la tension magnétique est un tube en cuivre IV, *planches* 2e et 3e qui a lui-même la longueur du faisceau précédent et dont les divisions sont d'un centimètre. La graduation peut donc se faire sur une échelle très étendue, depuis la sensation la plus douce et la plus faible, jusqu'aux effets les plus saisissants sur la sensibilité cutanée et sur la contractilité électro-musculaire.

Rhéotome ou vibrateur F. — Notre interrupteur du courant initial présente un volume qui contraste singulièrement avec la même pièce des autres appareils. Il est évident que cette condition de volume et par conséquent de poids est indispensable pour avoir des intermittences lentes, si l'on a soin de proportionner à cette pièce le ressort qui la supporte. Mais, par cela même que les vibrations fréquentes et nettes ne peuvent s'obtenir que par la légèreté du trembleur, nous avons dû concevoir l'idée d'un interrupteur qui put se décharger et se surcharger au gré du praticien. C'est ainsi que nous sommes parvenu à établir un rhéotome dont les vibrations peuvent varier entre 10 et plus de 300 par secondes.

On a vu, au chapitre précédent, combien les propriétés du courant inducteur sont modifiées par la lenteur ou la rapidité des vibrations. Une autre considération, non moins importante, se trouve dans les effets différents que cette variation produit aussi sur la sensibilité cutanée et sur le système nerveux en général. On peut établir en principe, que plus les intermittences sont rapides, plus la sensibilité est affectée. La régularisation du trembleur est donc l'un des moyens les plus importants pour la graduation de l'appareil, puisque le plus ou moins de fréquence des interruptions gouverne, à la fois, la tension du courant voltaïque et la réaction magnétique du faisceau central.

Toutes ces considérations nous paraissent avoir la plus grande importance pratique. C'est pourquoi nous en avons tenu le plus grand compte dans l'établissement de notre appareil, où la graduation des courants repose sur trois bases principales : 1° la pile, qui peut être employée seule, ou renforcée par un, deux ou trois couples disposés en tension ou en quantité; 2° les interruptions du courant initial, qui peuvent être très lentes ou très rapides; 3° le tube de cuivre qui enveloppe le fer central.

Interrupteur à roue dentée. Voyez le système, *planche* 3ᵉ. Si notre système d'interruption à roue dentée n'est pas une idée nouvelle en électro-thérapie, nous croyons pouvoir dire que, grâce à la longueur de notre bobine et à la possibilité d'associer plusieurs couples en tension, il prend dans notre appareil une importance que l'on ne rencontre pas dans les autres.

De savants physiciens ont reconnu l'analogie qui existe entre les effets physiques et physiologiques des courants induits et ceux de l'électricité statique, produite par les grandes machines à frottement. Grâce à cette analogie, notre appareil est donc propre à produire, dans l'occasion, les effets que l'on obtiendrait avec la bouteille de Leyde.

On a posé comme question de principe, dans la construction des appareils électro-médicaux, leur portativité et leur bon marché. Nous n'avons pas cru devoir nous subordonner trop complétement à ces considérations.

La portativité, au point où certains constructeurs ont voulu la pousser, ne peut être obtenue que par le sacrifice de conditions qui nous paraissent d'une importance capitale, telles que : longueur de la bobine et multiplicité des spires; pile à tension soutenue et prolongée que ne peuvent fournir les piles plates; vibrateur volumineux; excitateurs dont le nombre et la variété nous paraissent indispensables.

L'appareil que nous faisons établir comporte 26 centimètres de longueur, 19 de largeur et 11 de hauteur. Sans doute cet appareil est plus volumineux que ceux qui sont en vogue aujourd'hui; mais, à l'avantage d'être encore portatif, il joint celui de se montrer complet et de satisfaire aux exigences de la science. Nous faisons établir aussi un appareil plus petit et tout à fait portatif, dont la boite ne mesure que 16 centimètres de longueur, 11 de largeur et 7 1/2 de hauteur. Dans cet appareil, la bobine, longue de 12 centimètres, porte cinq couches de spires au fil inducteur et sept au fil induit. Elle est d'une force équivalente à celle du grand appareil : mais, dans le petit, la pile et les excitateurs sont en dehors de la boite.

Tandis que tous les autres constructeurs disposent leur système d'induction de manière à en dissimuler les diverses parties, nous avons tenu à mettre tout le nôtre en évidence. Il en résulte le double avantage de rendre la théorie facilement intelligible et de mettre le praticien à même de réparer lui-même l'appareil dans le cas d'accident.

MISE EN ACTION ET MANOEUVRE DE L'APPAREIL.

La pile constituant la source électro-motrice, nous pourrions dire l'âme de l'appareil, il faut avant tout la monter.

On met de l'eau dans le récipient zinc et cuivre de manière à ce que, le vase poreux étant en place, elle s'élève à environ deux centimètres du bord : on ajoute à cette eau à peu près une demi-cuillerée de sel commun. Dans le vase poreux, on verse l'un ou l'autre des liquides collecteurs, acide nitrique, solution aqueuse et concentrée de perchlorure de fer, mixture de M. Grenet : la quantité en doit être telle, que le charbon étant immergé, le liquide arrive aussi à environ deux centimètres du bord du vase poreux.

La pile étant placée alors dans son compartiment, se trouve, par le fonds de son récipient en cuivre, en rapport avec le trépied qui est le commencement de l'électrode zinc. La spirale dont la lamelle platinée se fixe au charbon et dont le piton va à la borne B forme le commencement de l'électrode charbon. Aussitôt que cette spirale est en place, l'appareil fonctionne.

Un soin préalable est de s'assurer si le circuit de l'interrupteur à roue dentée est ouvert : car, s'il était fermé, le trembleur se trouverait collé à l'électro-aimant et l'appareil ne pourrait fonctionner. Le circuit est ouvert quand l'aiguille du bouton n° V, planche 1re occupe une position verticale ; quand elle est horizontale, le circuit se trouve fermé.

Suivant les effets que l'on veut produire, il faut, avant tout, régler le vibrateur. D'abord, il faut le disposer avec ou sans sa surcharge : ensuite, il faut en rapprocher plus ou moins la pointe de platine. En faisant tourner d'arrière en avant et de bas en haut le bouton H de la vis qui la porte, on rapproche la pointe du trembleur; on l'éloigne par un mouvement inverse. Le vibrateur étant réglé, si c'est le courant inducteur qu'on veut amener au sujet, on fixe les cordons aux orifices réophores n° 1 —, en n° 2 +, et l'on dispose les excitateurs à l'autre extrémité de chaque cordon.

Si c'est le courant continu que l'on veut faire agir, la disposition est la même; seulement, la vis doit être détournée de manière à ce que la pointe platinée ne puisse plus toucher le vibrateur.

Il faut éviter à ces deux courants que les crochets qui reçoivent les rallonges des excitateurs, ou que chaque excitateur correspondant aux pôles positif ou négatif, ne puissent se toucher. Il résulterait de ce contact une fermeture du circuit, et le vibrateur pourrait se coller à l'électro-aimant.

Quand on veut agir par le courant induit, on fixe les cordons aux orifices n° 3 —, n° 4 + : c'est là aussi que se prennent les courants interrompus à secousses facultatives.

Il ne reste plus qu'à tirer plus ou moins le tube graduateur, suivant les effets que l'on veut produire.

Dans notre appareil, le courant inducteur n'est perceptible à zéro que pour les sujets très sensibles et quand les excitateurs sont humides. Dans la disposition ordinaire de la plupart des sujets, il faut tirer le tube à 3 ou 4 centimètres pour que la perception ait lieu. A tension maximum, c'est-à-dire quand le tube est tiré dans toute sa longueur, ce courant est très douloureux et produit d'énergiques contractions du système musculaire.

Au courant induit, la perception commence à zéro pour la généralité des sujets : il est rare qu'on ait besoin de porter la tension de ce courant au maximum.

Le graduateur a, sur les courants interrompus, la

même influence que sur les précédents : quand les excitateurs sont humides, les secousses sont surtout beaucoup plus pénétrantes. Il faut avoir soin, quand on applique les courants interrompus, de repousser le graduateur, ou mieux encore de retirer les excitateurs avant de r'ouvrir le circuit de la pile. Sans cette précaution, le malade pourrait être saisi par un courant trop fort.

On comprend de reste que le tube en cuivre ne peut avoir d'influence sur la tension des courants continus. Ceux-ci ne peuvent se graduer que par l'association d'un ou plusieurs couples, ou par l'affaiblissement des liquides qui réagissent sur leurs éléments.

DES RÉOPHORES OU EXCITATEURS ET DE LEUR DESTINATION SPÉCIALE. *(Planche 1.re)*

Sans prétendre réunir tous les excitateurs qui ont été imaginés par les différents praticiens, notre appareil offre aumoins les plus essentiels.

Nous les distinguerons en ceux qui sont plus spécialement destinés aux électrisations générales et ceux qui servent plus particulièrement à localiser les courants.

Parmi les premiers se trouvent les plaques, une grande et 4 petites L'une de celles-ci, à forme de peigne, figure n° 2, est destinée à la tête. La grande, figure n° 3, sert pour les pieds dans le cas où l'on a des motifs pour éviter leur immersion dans l'eau. Elle peut servir aussi à dériver un courant sur une région du corps à large surface, comme l'abdomen ou la région lombaire. Chaque plaque est montée sur un cordon terminé par un œillet : c'est par là qu'elle s'adapte au crochet terminal des cordons conducteurs : le même cordon peut donc fournir, dans l'occasion, un, deux ou trois dérivés. Nous avons un *cordon double* (fig. n° 16) destiné à amener des courants dérivés aux pieds et aux mains par le crochet, la grande plaque ou le cylindre

Le cylindre (fig. n° 4 bis) est surtout destiné aux mains. Cependant, il pourrait servir aussi à fixer un courant dans l'aisselle, au pli de l'aine, au périnée. Ce cylindre peut être employé simple ou double, à volonté : on n'en réunit les deux parties que pour agir sur les deux mains à la fois.

Les crochets (fig. n° 5) ont pour destination d'amener les courants dans l'eau d'un bain local ou général.

Les excitateurs qui servent plus particulièrement aux électrisations localisées sont :

Les tubes à éponges (fig. n° 6) pour localiser les courants sur les muscles dans les paralysies.

Le fustigateur (fig n° 7) pour la méthode révulsive. Cette pièce, la tige recourbée (fig. n° 8), l'excitateur dentaire n° 9 et les excitateurs utérins se vissent sur le manche, (fig. n° 11.) Celui-ci contient dans son intérieur un fil de laiton qui correspond par une de ses extrémités à la vis de pression où se fixe le crochet du cordon ; l'autre extrémité fournit le pas de vis des pièces ci-dessus.

L'excitateur *auriculaire* (fig n° 12).

L'excitateur en *boule* (fig. n° 13) et *l'olive* (fig. n° 14). Cette dernière est destinée à l'électrisation des organes intérieurs, et plus spécialement du rectum.

Enfin, les trois excitateurs *utérins* : l'un, en cercle (fig. n° 10) pour embrasser et relever le col de l'utérus dans les abaissements de cet organe ; le 2e, en plaque (fig. 10 bis) pour agir sur ses parties latérales ; le 3e, en olive (fig. 10 ter) pour l'intérieur du col. Les deux premiers conviennent aussi pour l'électrisation des organes glandulaires. Quand on emploie ces excitateurs pour l'utérus, il faut préalablement envelopper d'un linge sec et fin leurs parties métalliques qui ne doivent pas prendre part au contact des tissus.

A ces différentes pièces, il faut ajouter le disque à frictions (fig. 15) qui peut servir pour les électrisations localisées et généralisées. Il se visse sur l'extrémité libre de la tige recourbée. C'est là aussi que se fixent la boule, l'olive et l'excitateur auriculaire.

Nous avons pensé qu'il n'était pas indispensable de joindre à notre appareil des excitateurs vésicaux. Les praticiens sauront s'en construire eux-mêmes avec des sondes en caoutchouc, armées de mandrins en laiton ou tout simplement en fer. En laissant ces mandrins en place, après l'introduction de la sonde, les yeux de celle-ci suffiront pour rendre le courant transmissible, car il est de principe, dans les électrisations de la vessie, de laisser de l'urine dans cet organe pour qu'elle serve de conducteur au courant. L'extrémité externe du mandrin devra être disposée de manière à ce que le crochet du cordon conducteur puisse s'y adapter à un œillet de petite ouverture.

Si l'on voulait pratiquer l'électro-puncture, c'est-à-dire amener les courants dans l'épaisseur des tissus à l'aide d'aiguilles, il serait de principe que celles-ci fussent en or, en argent ou en platine, métaux inoxydables. Cependant, on peut, sans inconvénients, employer des épingles en cuivre ou en acier, à la condition de les entretenir dans un état de grande propreté et l'on arrive à ce résultat en les passant, avant et après chaque opération, par du papier à verre à grain très fin.

SOINS A DONNER AUX APPAREILS.

Hors le temps de son usage, il est indispensable que la boîte qui contient l'électro-aimant soit éloignée de toute cause d'humidité. Cette cause, en effet, pourrait produire des oxydations aux points de contact des électrodes et des réophores, ce qui annulerait ou contrarierait le jeu de l'appareil. La pile, quand elle a servi, pouvant conserver de l'humidité, ou des émanations acides, il vaut mieux la tenir en dehors de son compartiment et ne l'y placer qu'au moment des opérations.

Quand un appareil, après avoir bien marché, s'arrête ou a des caprices, il faut en chercher les causes dans la pile ou dans les pièces qui la mettent en rapport avec l'électro-aimant. Ces causes sont, ordinairement, un manque de contact ou de pression suffisants entre les différentes parties des électrodes, quelque fois des oxydations à leurs points de jonction. Dans ce dernier cas, il faut nettoyer ces points ou les gratter avec la lame d'un canif, pour remettre le métal à vif.

La pile demande des soins de propreté. Les zincs, surtout, et les récipients en cuivre ont besoin d'être passés à l'eau et bien essuyés après chaque opération. Quand les zincs deviennent noirs et oxydés, il peut être nécessaire de les réamalgamer de mercure. Pour cela, il suffit de les faire tremper, pendant un quart-d'heure, dans la solution suivante, qui peut être préparée dans le récipient en cuivre : eau ordinaire, jusqu'à 1 centimètre du bord du récipient; acide sulfurique, de 6 à 8 gr.; nitrate de mercure liquide, de 2 à 3 grammes.

A la longue, des incrustations peuvent se former après les vases poreux : il est bon de les soumettre, de temps en temps, à une immersion un peu prolongée dans l'eau.

Les liquides qui servent à l'action de la pile n'ont pas besoin d'être jetés après chaque opération. On remet l'acide nitrique, ou la solution de perchlorure de fer, dans un flacon : on ne renouvelle ces liquides que quand la tension de la pile paraît s'affaiblir.

Il arrive qu'au bout d'un certain temps d'usage les points d'ajustage des cordons aux crochets et aux pitons s'élargissent ou se relâchent. Il faut les resserrer avec du cordonnet ou fil de soie, de manière à rétablir un contact parfait. La même précaution est à prendre pour les plaques et œillets des cordons de prolongement.

Enfin, nous avons constaté qu'au bout d'un certain temps le tissu métallique des cordons conducteurs s'use lui-même, et nous sommes très porté à croire qu'il y a transport du métal par les courants. Quand il arrive que l'appareil, fonctionnant convenablement, les courants n'arrivent pas franchement au malade, c'est toujours dans les cordons conducteurs qu'il faut en chercher la cause.

DEUXIÈME PARTIE.

EXPOSÉ SOMMAIRE DES DONNÉES PRATIQUES ACQUISES A L'ELECTRO-THÉRAPIE.

Les questions que nous avons à traiter ici sont relatives :

1° Aux propriétés électro-physiologiques spéciales à chaque courant et à la préférence qu'il faut leur donner dans les applications thérapeutiques.

2° A la disposition des pôles, c'est-à-dire au sens dans lequel doivent être dirigés les courants.

3° A la localisation et à la généralisation des courants.

4° Au degré de tension et à la durée d'application des courants.

5° A l'état de sécheresse ou d'humidité des excitateurs et à leur disposition fixe ou saccadée.

6° A quelques modes particuliers d'administrer les courants.

Propriétés électro-physiologiques spéciales à chaque courant. — Au siècle dernier, à l'époque des applications de l'électricité statique à la thérapeutique, tous les électriciens s'accordaient à reconnaître au fluide électrique des propriétés stimulantes. Cependant, on en voit quelques uns, *Bertholon* entre autres, combattre par cet agent des états pathologiques où il y avait exaltation de la vitalité, de véritables états hypersthéniques. Dès cette époque, on distinguait entre l'électricité positive et l'électricité négative, et cette dernière était considérée par quelques uns comme hyposthénisante.

Plus tard, dans les applications du fluide voltaïque, c'est-à-dire des courants continus de la pile, Aldini, Labeaume, Fabré-Palaprat et beaucoup d'autres électriciens, s'accordèrent à voir dans ce fluide un agent stimulant.

De nos jours, si M. *Hiffelsheim* établit que les courants continus sont sédatifs, comparés aux courants intermittents d'induction qui seraient toujours stimulants, nous voyons aussi M. *A. Becquerel* affirmer les propositions suivantes :

« Les courants électriques agissent, sur l'organisme, » comme un agent stimulant ; ils ne possèdent donc » qu'une puissance stimulante, toujours la même comme » nature d'action, et qui ne diffère que par son énergie. »

Et ailleurs :

« Les courants d'induction n'ont pas d autre action » que celle des diverses espèces de courants électriques ; » ils n'ont en aucune manière une action spéciale, et » leur effet consiste comme celui de tout courant élec- » trique, dans une action stimulante. »

Voilà une question très importante à éclaircir, et qui nous place, tout d'abord, dans une situation des plus délicates. Nous venons établir que rien n'autorise à généraliser de la sorte les propriétés physiologiques du fluide électrique ; que ces diverses affirmations ne sont fondées, dans aucun auteur, sur des expériences assez sérieuses et que, si l'on voulait conclure des guérisons produites par l'électricité à ses propriétés thérapeutiques, on pourrait dire de suite, qu'elle est stimulante, sédative, tonique, apéritive, anti-phlogistique, anti-spasmodique, résolutive, reconstituante, etc., etc. Certes, avec tous ces grands mots, on pourrait l'entourer bien vite d'une resplendissante auréole !

Au risque de passer pour *un rêveur*, près de M. A.

Becquerel, nous ferons jouer au fluide électrique un rôle plus modeste. Nous autorisant des savantes expériences de MM. *Matteucci* et du *Bois-Reymond*, nous établirons qu'il est un fait de la plus grande importance acquis aujourd'hui à l'électro-physiologie, à savoir : que dans certaines actions organiques, il y a production de courants électriques dans le corps humain et que ces courants sont distincts et indépendants du fluide nerveux. Nous appuyant sur ce simple fait, que, dans tous les actes de contractions musculaires, il y a développement d'un courant électrique, nous demanderons, s'il n'est pas vraisemblable que dans les réactions alcalines ou acides qui s'opèrent dans l'économie et dans les actes de décomposition chimique auxquels donne lieu la respiration, il ne peut pas y avoir encore production d'électricité? Dès lors, nous nous permettrons de conclure, que certains états pathologiques peuvent se lier à un dérangement dans l'équilibre de l'électricité naturelle du corps humain, et que les courants artificiels peuvent n'avoir d'autre rôle que de rétablir l'harmonie dans cette perturbation.

Sans doute, ce sont là, jusqu'à présent, de simples conjectures, et nous sommes dans les nuages : mais, ceux qui dogmatisent, si à leur aise, sur les propriétés du fluide électrique, sont-ils plus que nous dans la réalité ?

Laissons de côté ces questions qui paraîtraient oiseuses, à bon droit, et retranchons-nous dans la simple analyse des faits électro-physiologiques. Il en est un certain nombre, tellement consacrés par les expériences journalières, qu'il est permis aujourd'hui de les transformer en principes pratiques.

Ces faits se trouvent d'abord compris dans les expériences d'électrolysation que nous avons rapportées antérieurement. Ils permettent de conclure que, dans les trois ordres de courants, continus, intermittents directs, intermittents par influence, les phénomènes de décomposition sont fort différents. Que l'on répète ces expériences sur le sang, sur l'albumine, sur l'urine, etc., et l'on verra, que pour la force de décomposition chimique, pour le pouvoir coagulant et dissolvant, les courants continus vont en première ligne ; que le courant inducteur vient ensuite, et que le courant induit est à peu près nul. Certes, ce simple fait permettrait de conclure à la différence de leurs propriétés thérapeutiques.

Que si l'on étudie les effets de ces courants sur la sensibilité cutanée, on verra que leur pouvoir excitateur se développe en raison inverse de la propriété précédente : le courant induit est le plus excitant ; vient ensuite le courant inducteur ; et, l'excitation du courant continu ne se décèle guère, qu'au bout d'un temps assez long, par des effets caustiques.

Enfin, si l'on étudie leurs effets sur la contractilité musculaire, les courants d'induction, placés l'un et l'autre sur une ligne à peu près égale, auront une prééminence exclusive sur les courants continus.

Pratiquement parlant, il est donc permis de conclure : que le courant continu est plus spécialement propre à combattre les affections dans lesquelles il y a altération organique des liquides ou des tissus ; que le courant induit est plus particulièrement indiqué dans l'état anesthésique de la peau, ou du manque de vitalité des organes ; que le courant inducteur, offrant des propriétés mixtes convient mieux dans les affections qui offrent elles-mêmes des caractères mixtes, c'est-à-dire qui ne tiennent ni de l'hypersthénie ni de l'asthénie.

Disposition des pôles : sens du courant. — Jusqu'à

présent, avons-nous dit ailleurs (*), on n'a pas attaché assez d'importance, en électro-thérapie, à la différence d'action des pôles des courants continus et des courants d'induction. Dans la pratique, on les dispose, le plus souvent, au hasard et d'une manière empirique. La seule distinction établie par MM. *Matteucci* et *Duchenne*, de Boulogne, entre les propriétés particulières des courants centripètes et des courants centrifuges, est donc appelée à recevoir d'importants développements.

Cette question de polarité présente une solution différente, suivant que l'on a en vue les courants continus, ou les courants intermittents d'induction.

Dans les premiers, elle est parfaitement déterminée, comme le démontrent les expériences d'électrolysation que nous avons rapportées, et comme on le constate dans l'application de ces courants aux liquides et aux tissus organiques. Il semble que, dans ces courants, le pôle positif attire à lui les principes acides ou les éléments oxygénés, d'où résulte une coagulation, une sorte de cuisson des liquides et des tissus. Il semble, d'autre part, que le pôle négatif qui a la propriété d'attirer les éléments alcalins, soit aidé, dans son action dissolvante, par l'hydrogène qu'il dégage.

Au courant inducteur, la polarité se dessine encore bien, quoiqu'elle y soit contrariée par l'extra-courant qui se produit en sens inverse du courant de la pile. Elle est encore assez prononcée pour produire la condensation de certains éléments au pôle positif, et la dilution de certains autres au pôle négatif.

Quant au courant induit, il diffère complétement des deux autres, en ce qu'il se montre, à ses deux pôles,

(*) Mémoire sur la différence d'action physiologique et chimique des pôles positif et négatif dans les courants voltaïques ou continus, et dans les courants intermittents d'induction.

dépourvu d'action chimique sur les liquides et les tissus, ou, au moins, en ce qu'il n'en présente qu'une très légère, très lente et très fugace.

Relativement aux effets qui résultent de la polarité sur la sensibilité cutanée, on peut dire que, dans les trois ordres de courants, ces effets sont toujours plus prononcés au pôle négatif qu'au pôle positif. Si, dans les applications thérapeutiques, on constate des exceptions, elles tiennent à ce que les excitateurs ne sont pas toujours appliqués sur des points de la peau offrant le même degré de sensibilité, ou bien à ce que, sans que l'on s'en doute, il existe sur certains points un état d'anesthésie ou d'hyperesthésie cutanée.

Notons, qu'au courant continu, bien que le pôle positif développe moins de douleur que le pôle négatif, surtout dans le premier quart d'heure de l'application du courant, l'excitateur positif produit cependant des lésions locales plus prononcées et plus persistantes.

Quant aux effets que chaque courant est susceptible de produire sur la contractilité électro-musculaire, question qui se rattache à ce que l'on a entendu par le sens du courant, il résulte de nos expériences sur le poisson et la grenouille, que, dans les trois ordres de courants, la disposition longitudinale centrifuge (pôle positif rapproché des centres nerveux, pôle négatif à la périphérie) tend à produire la flexion et la résolution des muscles, et que la disposition inverse, centripète, produit l'extension.

De tous ces faits, relatifs à la question de polarité, nous avons tiré, pour la pratique, les conséquences suivantes :

Dans le traitement des paralysies du mouvement, caractérisées par une résolution complète ou incomplète, d'un ou plusieurs muscles, ou par une contracture des fléchisseurs, il sera de principe d'agir sur ces organes par le pôle négatif, et de lui opposer le pôle positif; dans ce cas, le courant devra être centripète par rapport aux muscles ou aux filets nerveux qui s'y distribuent. Au contraire, dans les paralysies des muscles extenseurs, avec contracture, le courant devra être centrifuge.

Dans les hyperémies et les hypéresthésies, le pôle positif devra agir sur la partie malade, et on devra lui opposer, à distance, le pôle négatif. Le contraire aura lieu dans les anesthésies.

Dans les maladies organiques où les liquides constituent le principal produit pathologique, comme dans les anévrysmes, les tumeurs enkystées, etc., les propriétés coagulantes du pôle positif le feront préférer pour l'action locale.

Il y aura indication d'agir par le pôle négatif dans les affections morbides auxquelles la médecine ordinaire oppose les fondants comme dans les tumeurs squirrheuses, les engorgements glandulaires, lymphatiques et autres.

Localisation et généralisation des courants. — Dans leurs applications de l'électricité à l'état statique, les électriciens du siècle dernier localisaient son action par les étincelles, les aigrettes, le souffle, etc. Ils la généralisaient en plaçant le malade sur le tabouret isolant et en le soumettant à un véritable bain.

Plus tard, dans les applications des courants continus, l'idée de la localisation prévalut et fut suivie par *Fabré-Palaprat*, *Sarlandière*, *Magendie* et d'autres praticiens. Cependant, on voit déjà *Fabré-Palaprat*, dans l'application des courants de la pile, fixer, dans certains cas, un pôle à la nuque et un autre au centre épigastrique.

En même temps que M. *Duchenne*, de Boulogne,

conçut l'heureuse idée de garnir les excitateurs d'éponges humides pour faire pénétrer les courants dans la profondeur des organes et éviter par là les inconvénients des aiguilles de l'électro-puncture, il formula aussi le principe de la localisation des courants. Son idée avait été conçue surtout au point de vue du traitement des paralysies, des névralgies et de quelques affections rhumatismales Elle fut adoptée et suivie si scrupuleusement par les électriciens de notre époque, que nous la voyons transportée, aujourd'hui même, au traitement des névroses.

Cette exagération d'un principe que son auteur n'a peut-être jamais songé à pousser si loin, nous semble heurter complétement les idées les plus simples de la physiologie et de la pathologie. Appliquer contre la chorée l'électricité sur les membres, n'est-ce pas s'attaquer à un effet ou à un symptôme, et perdre de vue les points où siége la véritable cause du mal, c'est-à-dire les centres nerveux. L'épilepsie, la catalepsie, le tétanos, mais surtout la chorée, sont des affections dans lesquelles le système nerveux central et périphérique, se montre tellement en cause dans son ensemble, qu'il est difficile de comprendre comment des praticiens du plus grand mérite ont pu avoir l'idée de localiser les courants électriques dans le traitement des affections de ce genre. Certes, si des affections morbides étaient propres à inspirer l'idée de la généralisation des courants, c'étaient celles-là.

Mais, à n'envisager que les affections que l'on s'est habitué à considérer comme locales (à tort, suivant nous, car tout s'enchaîne dans l'économie humaine), les faits pratiques seraient là pour démontrer, combien est erroné le principe absolu de la localisation. Un jour, deux individus, affectés de névralgie sciatique, se présentent au même moment, dans notre cabinet. L'un, âgé d'environ 60 ans, souffrait depuis de nombreuses années ; l'autre, âgé de 30 ans, était malade depuis neuf mois. Chez l'un et chez l'autre, la névralgie avait le même siége, et les symptômes locaux offraient la plus grande analogie. J'appliquai au premier des courants localisés qui lui donnèrent un soulagement immédiat, et amenèrent la guérison complète en huit séances. Chez le second, la même méthode donna lieu à des aggravations qui se répétèrent dans trois séances successives. Le malade, découragé, allait renoncer au traitement, quand j'eus l'idée de le soumettre à une électrisation généralisée : j'amenai l'un des conducteurs dans un bain où plongeaient les pieds du malade, et je mis les deux mains en rapport avec l'autre pôle Dès la première séance, toutes les douleurs disparurent, et le malade put se chausser sans la moindre difficulté. Après deux autres séances semblables, la guérison était complète. Le même fait s'est reproduit sous mes yeux, dans quatre autres cas de névralgies sciatiques rebelles aux courants localisés.

Les maladies, purement et franchement locales, étant chose très rare, la généralisation des courants nous semble devoir être la règle, et la localisation l'exception. Dans notre pratique, nous adoptons un système mixte qui consiste à localiser les courants sur les organes qui nous paraissent plus particulièrement en cause, et à les généraliser alternativement.

Dans la localisation, nous agissons soit avec les tubes à éponge, soit avec des plaques fixes. D'autres fois, nous avons un réophore fixe, tandis que l'autre, soit le frictionneur, soit le fustigateur, opère d'une manière saccadée. Dans l'application des courants continus, à faible tension, nos réophores sont toujours fixes.

Dans la généralisation, nous dérivons, à l'aide d'un cordon double, l'un des pôles aux pieds et aux mains, tandis que l'autre agit, par d'autres dérivés, sur les centres nerveux de la vie organique et de la vie de relation. Nous avons, dans notre brochure, *de l'électrisation généralisée*, exposé cette méthode avec détail : nous y renvoyons le lecteur.

Degré de tension à donner aux courants et durée de leur application. — Les premières applications des courants d'induction ayant été faites contre les paralysies des muscles, et de fortes tensions électriques étant nécessaires pour réveiller la contractilité, diminuée ou abolie, dans ces organes, il en est résulté que, tout d'abord, le principe des courants à forte tension s'est introduit dans la pratique des électriciens de notre pays. Transporté ensuite au traitement des névralgies, par la méthode *révulsive*, ce principe s'est généralisé chaque jour davantage, au point que, dans le traitement de la colique saturnine, on a vu un praticien, des plus distingués, chloroformiser ses malades pour annuler la douleur des courants violents qu'il leur appliquait.

A nos yeux, cette pratique a été et est chaque jour des plus nuisibles au développement de l'électro-thérapie. Elle effraye, à bon droit, les malades par les douleurs qu'elle occasionne, et, en les exposant aux étourdissements et aux syncopes, elle déconcerte les praticiens eux-mêmes.

C'est à grand tort, suivant nous, que, jusqu'à présent, les différents auteurs ont négligé de préciser le degré de tension qu'il faut donner aux courants, dans les différents cas pathologiques, et que cette question a été remise à la fantaisie de chaque praticien. Quant un agent nouveau se produit en thérapeutique, arrive-t-il jamais qu'on le vante ou le recommande sans renseigner en même temps le médecin sur son dosage, et sans préciser les règles de son administration ? Cette précaution n'est-elle pas plus importante encore quand il s'agit d'un agent aussi puissant que l'est le fluide électrique ?

Sans prétendre poser ici des principes absolus dans une science aussi nouvelle que celle qui nous occupe, nous ferons seulement connaître les données qui résultent de notre pratique personnelle : nous laisserons au temps le perfectionnement de cette importante question.

Dans l'application du courant continu, nous nous rangeons à l'idée de M. *Hiffelsheim ;* nous pensons qu'il doit être d'une action *imperceptible*, tant qu'on ne recherche que ses effets dynamiques. Sous ce rapport, un seul de nos couples est suffisant, et, dans certains cas, nous affaiblirions encore son action en diminuant la proportion du sel de l'élément négatif, et en étendant d'un quart d'eau l'acide nitrique de l'élément positif. Nous sommes d'avis qu'à défaut d'une action *permanente*, qui n'est pas toujours facile, la prolongation de ce courant pendant des heures entières a son utilité.

C'est surtout quand il s'agit d'opérer sur des tissus malades une action modificatrice, intime et pénétrante, que ce courant nous paraît indiqué. Les affections organiques pour lesquelles nous le réservons plus spécialement, sont celles du col de l'utérus et des membranes muqueuses, les tumeurs glandulaires, squirrheuses, les arthrites avec épanchement synovial et engorgement des tissus fibreux, les kystes, les épanchements séreux, l'hydrocèle. C'est dans ces derniers cas que le courant peut être conduit, à travers la peau, par des aiguilles à acupuncture, jusque dans la cavité de l'épanchement. Alors, la durée de son action doit être subordonnée à l'apparition des effets caustiques que les aiguilles produisent sur le derme lui-même. Si l'on ne fait qu'agir à la surface de la peau par des excitateurs plats, tels que plaques ou lamelles, il importe que celles-ci soient garnies, à leur surface de contact, d'une substance perméable aux liquides, afin de donner à l'épiderme lui-même la faculté conductrice qu'il n'a pas à l'état sec. Ou bien, il faut mouiller les points de la peau qui doivent être en contact avec les excitateurs.

Quand on veut demander au courant continu des effets plus énergiques, on peut aller jusqu'à associer deux, trois ou quatre couples. Dans ce dernier cas, il se produit assez promptement des effets caustiques, surtout sur les muqueuses ou les surfaces dénudées. Sur les parties de la peau recouvertes de leur épiderme, le courant pourra être prolongé jusqu'à une demi-heure et même au-delà.

A notre avis, les courants d'induction des appareils électro-médicaux, ne doivent être portés à leur maximum de tension que dans les cas exceptionnels où il s'agit de ranimer la vitalité, près d'être anéantie, comme dans les asphyxies ; ou bien, dans certains cas où il serait nécessaire de produire instantanément une vive excitation nerveuse, par exemple dans une attaque d'angine de poitrine ou de choléra, à danger imminent. Hors ces exceptions, nous ne voyons guère que certaines paralysies des muscles ou de la sensibilité cutanée, qui réclament encore des courants à tension assez forte.

Contre les affections organiques que nous avons énumérées à propos du courant continu, nous ne dépassons jamais le degré de tension où le courant devient douloureux pour le malade ; mais, dans ce cas, nous prolongeons sa durée d'action jusqu'à une heure, et quelquefois plus longtemps.

Quand nous avons à traiter une affection dont la

douleur est le principal symptôme, telles que sont les névralgies, les rhumatismes chroniques, nous avons coutume de débuter par une tension assez forte; voici pourquoi : Nous avons reconnu que, dans les cas de ce genre, en employant le frictionneur, et en le promenant lentement sur toute l'étendue de la région douloureuse, il se décèle toujours quelques points, plus sensibles que les autres, et qui correspondent à des rameaux ou à des filets nerveux qui sont plus particulièrement le siége du mal. C'est sur ces points que nous plaçons alors un réophore fixe, le positif, et nous lui opposons l'autre. Nous règlons ensuite notre appareil à un degré de tension que le malade puisse supporter pendant trois quarts d'heure ou une heure. Ce moyen de diagnostic du siége du mal ne pouvant s'appliquer à la tête par le frictionneur, nous y remplaçons celui-ci par le tube à éponge mouillée.

Dans l'électrisation généralisée, nous tirons le graduateur jusqu'à ce que le malade accuse une perception à l'un ou à l'autre des réophores. Du moment que nous avons la certitude de l'établissement du courant, nous nous arrêtons là, mais nous prolongeons l'opération au moins pendant une heure.

Etat de sécheresse ou d'humidité des excitateurs. — L'épiderme, à l'état de sécheresse, constitue une membrane isolante où le courant vient se rompre quand les excitateurs eux-mêmes sont secs. Dans ce double état, l'un des réophores étant fixe sur un point, si l'on parcourt la surface de la peau avec le frictionneur, ou avec le fustigateur fixé à l'autre pôle, on entend une crépitation, et l'on voit, dans l'obscurité, des étincelles à la rupture du circuit. Ces étincelles, produites sous forme de décharge, occasionnent une sensation très vive de picottements et de brûlure à la peau. Bien qu'elles n'y déterminent aucun afflux sanguin, ni aucune lésion locale, et qu'elles agissent exclusivement sur la sensibilité cutanée, on a considéré comme des effets de révulsion les résultats curatifs qui peuvent être obtenus par ce mode d'application. C'est pourquoi, dans le traitement de certaines névralgies on a conseillé, quand l'épiderme est humecté par la transpiration, de le dessécher préalablement avec de la poudre de riz ou d'amidon. Cette méthode est loin d'être exempte d'inconvénients : elle est très douloureuse, et, pour notre compte, nous croyons devoir la réserver pour les cas de paralysie de la sensibilité cutanée.

Pour que les courants pénètrent, à travers la peau, dans la profondeur des organes, il faut que la peau ou les excitateurs soient humides : c'est un fait de haute importance pratique dont l'idée revient tout entière à M. Duchenne, par suite des développements qu'il a su lui donner. Quand on applique des courants à réophores fixes, il faut donc que ceux-ci soient revêtus, sur l'une de leurs faces, d'une étoffe perméable aux liquides, afin qu'ils puissent être humectés avant leur application.

Modes particuliers d'administration des courants. — Les courants électriques, continus ou d'induction, peuvent s'administrer sous la forme de *bains* généraux ou locaux. Il est aussi un mode d'administration dans lequel l'opérateur fait passer le courant par lui-même pour l'appliquer au malade avec la main : c'est ce qui constitue ce que l'on a appelé *la main électrique*.

Dans le grand bain électrisé, le malade est plongé dans un bain ordinaire dont l'eau est rendue plus conductrice par de la soude, de la potasse ou du sel commun. Un des réophores correspond au liquide par un crochet métallique, disposé de manière à ce qu'il puisse tremper dans l'eau en partie ; l'autre réophore est amené aux mains par le grand cylindre. Nous considérons comme une chose importante que l'eau, dans ce cas, n'arrive pas au-dessus de l'épigastre, afin que les bras puissent se trouver en dehors de la surface du liquide, et qu'ils n'aient aucun contact avec lui. Il importe aussi d'éviter que les cordons ne trempent dans l'eau.

Il nous serait difficile de déterminer les cas spéciaux où le grand bain est plus particulièrement indiqué. Nous l'avons vu réussir dans les névralgies des membres ou du tronc, là où les courants localisés avaient donné peu de résultats ; mais, nous n'avons pas d'indications positives de son emploi. Dans aucun cas, nous ne lui avons reconnu d'inconvénient, et nous le considérons, avant tout, comme un moyen hygiénique qui a de la valeur. Le degré de tension où il faut porter les courants doit toujours être peu élevé : il suffit le plus souvent, que le sujet en ait la perception dans les mains.

Un autre mode d'électrisation généralisée, que nous considérons comme équivalent à celui du grand bain, et qui est beaucoup plus simple, consiste à placer les pieds du malade dans un pédiluve, et les mains dans une cuvette suffisante pour les tenir en immersion. L'eau de celle-ci est mise en rapport avec le pôle positif, par un crochet ; celle du pédiluve, que l'on peut rendre alcaline correspond avec le pôle négatif. Ici encore, le degré de tension est suffisant quand le malade a la perception du courant à l'un ou à l'autre des deux pôles. Dans les deux cas, la durée de l'électrisation peut être portée à une heure et au-delà.

Les bains locaux consistent dans des pédiluves ou des manuluves simples. Dans les deux cas, chaque pied ou chaque main se trouve placé dans une cuvette séparée.

Les deux cuvettes correspondent l'une au conducteur positif, l'autre au négatif. Les pédiluves électrisés, ont surtout une action dérivative sur la tête et ils paraissent avoir une influence particulière sur la fonction menstruelle. Les manuluves pourraient être employés contre les affections névralgiques ou rhumatismales des membres supérieurs. Dans certaines affections organiques de la main ou du coude, arthrites chroniques, tumeurs blanches, la partie malade pourra être plongée dans un bain en rapport avec le pôle positif; l'autre pôle serait en rapport avec un point du voisinage ou avec la main opposée.

Dans l'application de la *main électrique*, le malade est en rapport avec l'un des pôles, par une de ses mains ou par toute autre partie du corps; l'opérateur se met lui-même en rapport avec l'autre pôle, et, avec sa main libre ou avec le dos de celle qui tient l'excitateur, il touche la partie qu'il veut électriser. Ce mode d'électrisation peut avoir son utilité lorsqu'il s'agit d'opérer sur la tête, au front ou sur les parties recouvertes par les cheveux. Dans ce dernier cas, la main électrique doit être humectée par un liquide. En n'agissant que par l'extrémité d'un doigt, on peut localiser le courant sur un point très circonscrit.

TROISIÈME PARTIE.

DES PROCÉDÉS OPÉRATOIRES PARTICULIERS AUX DIFFÉRENTS CAS PATHOLOGIQUES.

Nous pourrions, dans cette dernière partie de notre travail, nous livrer à des développements historiques ou à des considérations sur certains points d'électro-physiologie, encore à l'étude, ou controversés parmi les savants. Nous avons pensé que ces questions, quoiqu'elles offrent le plus grand intérêt, auraient, pour les praticiens nouveaux, l'inconvénient de surcharger une étude, déjà complexe et qui, par la nouveauté des idées qu'elle embrasse, présente en elle-même d'assez grandes difficultés.

C'est pourquoi, nous avons cru devoir la dégager d'une foule de questions que l'on trouve discutées dans la plupart des ouvrages qui ont été publiés, dans ces derniers temps, sur l'électro-thérapie. Notre seule prétention a été de résumer ici, le plus sommairement possible, les données pratiques que nous avons pu acquérir par nous-même, et celles qui ont été exposées par d'autres que nous. Au lecteur qui rechercherait de plus grands développements, nous indiquerons surtout, s'il ne les possède déjà:

Le compendium d'électricité médicale, de M. *H. Van-Holsbeek*, de Bruxelles, et *les Annales* de l'électricité qu'il dirige ;

Le savant manuel d'électro-thérapie de M. *A. Tripier* ;

Les deux années de la Revue de l'électricité, rattachées à la publication du *Courrier médical*, sous la direction de M. le docteur *Desparquets*.

Le raisonnement fait comprendre et l'expérience démontre la supériorité des courants d'induction sur les courants continus, dans le traitement des affections de ce genre. A propos de quelques paralysies saturnines qu'il a eu à traiter, *M. Hiffelsheim* convient lui-même, qu'en général le courant voltaïque interrompu est préférable, au bout d'un certain temps, au courant continu.

Les procédés consacrés dans le traitement des paralysies musculaires, sont : 1° l'électrisation directe et localisée sur chaque muscle avec les réophores humides, le plus souvent les tubes à éponge ; 2° l'électrisation indirecte, l'un des réophores étant fixe sur le principal tronc nerveux d'un membre, tandis que l'autre réophore est promené sur chacun des muscles de la périphérie de ce membre. — Disposition du courant, centripète ou centrifuge, suivant les cas déjà indiqués. - Intermittences rapides, excepté dans l'hémiplégie faciale où elles pourraient déterminer des contractures incurables. — Séances d'un quart d'heure à une demi-heure.

Nous pensons que, même dans le traitement des paralysies du mouvement, l'électrisation doit être quelque fois généralisée, à courants faibles, et qu'en suivant cette méthode, il n'y a pas à craindre d'entreprendre trop tôt le traitement de ces affections, lors même qu'elles se rattachent à des lésions des centres nerveux. Dans les cas de ce genre, nous dérivons le pôle négatif du courant inducteur aux pieds et aux mains, et nous agissons tout le long de la colonne vertébrale à l'aide du frictionneur fixé à l'autre pôle. Après un quart d'heure d'application de ce procédé, nous supprimons le dérivé des mains et nous l'y remplaçons par le courant positif : alors le courant négatif va seul aux pieds. - Séance d'une demi-heure ; intermittences lentes. — Par ces électrisations générales, nous ne prétendons pas agir sur le système musculaire lui-même, mais bien sur l'innervation. Elles ont l'avantage de calmer, tout d'abord, les agitations, l'insomnie auxquelles les paralytiques sont sujets. A ce titre, elles nous paraissent propres à éloigner plutôt qu'à provoquer de nouveaux accidents.

Dans les cas où les paralysies du mouvement se compliquent d'exaltation de la sensibilité cutanée, ou d'hypéresthésie, nous donnons la préférence au courant inducteur, à intermittences lentes, et nous rendons ce courant centripète. Quand, au contraire, il y a paralysie de la sensibilité cutanée, la disposition du courant doit être centrifuge, et les intermittences rapides : c'est aussi le cas d'employer, pendant une partie de la séance, un réophore sec.

Dans la *paraplégie*, nous disposons d'abord le pôle négatif à la plante des pieds, et nous agissons par le frictionneur (positif) sur la région rachidienne. S'il se décèle de ce côté un ou plusieurs points plus sensibles que les autres, nous y fixons une ou plusieurs plaques, et nous laissons le courant agir, à tension faible pendant environ une demi-heure. Au bout de ce temps, nous reportons l'excitateur de la région rachidienne, sur le nerf crural ou sur le nerf poplité, et nous augmentons la tension. Pour déterminer le sens à donner au courant, nous nous guidons, dans l'occasion, sur l'état de la sensibilité de la peau, suivant qu'elle est diminuée ou exaltée. Souvent aussi, en laissant fixe le réophore qui correspond au centre ou aux troncs nerveux, nous agissons sur la périphérie avec le frictionneur ou le tube à éponge. – Intermittences rapides quand il y a paralysie du sentiment; lentes dans les cas d'hypéresthésie.

Quand, dans la paraplégie, les fonctions génitales, urinaires, intestinales, sont en cause, nous consacrons aussi une partie de la séance à agir sur l'un ou l'autre des organes qui président à ces fonctions. Contre l'abolition ou la diminution des facultés génitales, excitateur négatif au périnée; le cylindre est dans ce cas le plus convenable; plaque positive au-dessus du sacrum, ou excitateur du rectum appliqué sur sa paroi antérieure. — Contre la paralysie des couches musculeuses de la vessie, avec ou sans anesthésie de cet organe, disposition du courant d'après les principes déjà indiqués. – Enfin, contre la paralysie du sphincter de l'anus et les défécations involontaires, réophore positif fixé sur le rachis; négatif sur la partie inférieure du rectum.

PARALYSIES DU SENTIMENT.

Les procédés à suivre contre la paralysie de la sensibilité cutanée ressortent des principes que nous avons établis antérieurement et de ceux que nous venons d'exposer dans le paragraphe précédent. Rappelons seulement que, dans ces paralysies, le courant induit est toujours préférable; que les intermittences doivent être rapides et la disposition du courant centrifuge.

Anesthésie de la rétine, amaurose. – M. le docteur *Boulu* est, de tous les électriciens de notre époque, celui qui s'est occupé, avec le plus de succès, du traitement de cette affection par l'électricité. Il commence le traitement par des électrisations externes en fixant le pôle positif à la nuque ou à la tempe et en agissant sur la paupière à l'aide du tube à éponge ou d'un excitateur double de son invention. Après quelques séances, il enfonce entre la paupière et la sclérotique une aiguille spéciale qui est en rapport avec le pôle négatif et destinée à transmettre le courant à la rétine. D'après ce praticien, ce mode d'électrisation est sans inconvénient pour l'œil et sans fatigue pour le malade.

Surdités nerveuses. — On connaît le procédé de M. *Duchenne*, de Boulogne, qui consiste à introduire de l'eau dans le conduit auditif et à mettre celle-ci en rapport avec un excitateur auriculaire relié au pôle négatif; l'autre pôle est appliqué à la nuque, derrière l'oreille, ou à la tempe opposée. M. Boulu a recours à un procédé qui doit être plus efficace, mais dont l'application ne doit pas se faire sans difficulté. Il introduit dans la trompe d'Eustache une sonde en argent armée d'une longue aiguille qu'il pousse le plus loin possible dans la trompe elle même. Il met cette aiguille en rapport avec le pôle positif et amène, d'un autre côté, le négatifdans le conduit auditif externe, préalablement imbibé d'eau.

Dans notre pratique, nous suivons le procédé de M. *Duchenne*, ou bien, nous garnissons le bouton de notre excitateur auriculaire d'un peu de laine, que nous imprégnons d'eau simple, et nous l'introduisons au contact de la membrane du tympan. Pour éviter que l'excitateur n'agisse, par l'un des points de sa longueur, sur la paroi du conduit auditif, nous l'enveloppons de papier de soie ou d'un linge sec et fin. — Courant induit; intermittences rapides; séance d'une demi-heure, répétée tous les jours.

NÉVROSES.

La *catalepsie*, la *chorée*, l'*épilepsie*, l'*hystérie* sont, parmi les névroses générales, celles où l'électricité a surtout démontré sa puissance. De nos jours, des praticiens fort recommandables, MM les docteurs *Guitard*, *Briquet*, *Bougard*, *Van Holsbeek*, ont rapporté des guérisons de l'une ou l'autre de ces affections. Les procédés suivis par eux se rattachent au principe de la localisation des courants sur les points de l'économie qui se montrent plus particulièrement en cause. Cependant, nous voyons M. Van Holsbeek établir contre l'épilepsie des courants dirigés d'une main à l'autre, et de la nuque aux mains, et recommander le même procédé contre les autres névroses.

Dans les affections de ce genre, nous dérivons le courant négatif aux pieds et aux mains, par le cordon double, et nous agissons tout le long du rachis, avec le frictionneur mis en rapport avec le pôle positif. Si, dans cette première opération, nous reconnaissons qu'il existe quelques points plus sensibles que les autres, nous y fixons une ou plusieurs plaques par des dérivés. S'il n'y a qu'un point sensible, nous donnons la préférence à notre grande plaque; si la sensibilité se montre la même dans tous les points, nous dérivons le courant à la tête, à la nuque, au creux de l'estomac. Séance d'une heure, tous les deux jours; tension faible; courant inducteur.

Le lendemain, nous agissons sur le centre nerveux épigastrique. Notre grande plaque est placée au bas de la région dorsale (pôle négatif), et, avec le frictionneur (positif), nous parcourons successivement l'épigastre, les hypocondres, la région ombilicale. S'il se décèle des points plus sensibles que les autres, nous y fixons des petites plaques qui partagent le courant positif ; si la sensibilité est la même dans tous les points, nous dérivons le courant sur l'épigastre et l'ombilic pendant une demi-heure, et ensuite sur chaque hypocondre pendant le même temps.

Dans l'*hystérie* et la *chorée*, quand elles s'accompagnent de troubles de la menstruation, c'est sur l'hypogastre que nous reportons une partie de cette seconde séance.

Asthme nerveux. — M. *Van-Holsbéek* a rapporté deux cas de guérison de cette affection par les courants d'induction, et il affirme avoir obtenu, sur neuf cas, sept guérisons radicales. Il électrise les muscles de la poitrine, les intercostaux surtout, et maintient ensuite les excitateurs fixes, pendant quelque temps, sur le thorax, mais il ne dit pas sur quel point. Nous pensons, qu'après l'électrisation des intercostaux, il serait convenable de fixer un excitateur négatif à la région dorsale et d'agir avec le frictionneur sur la région du cœur et sur l'épigastre. — Courant inducteur ou induit. - Tension moyenne.

Angine de poitrine. — Si, jusqu'à présent, les exemples de guérison de l'angine de poitrine, par les courants électriques, sont encore rares, le cas si remarquable, rapporté par M. *Duchenne*, de Boulogne, doit encourager les électriciens à faire des essais contre cette terrible affection. Sans nous astreindre complétement au procédé de M. Duchenne, qui a consisté dans une application sur le mamelon du courant induit au maximum de tension, nous croirions devoir suivre une méthode analogue à celle que nous venons de recommander contre l'asthme nerveux.

Asphyxies. De tous les excitants qui ont été recommandés contre l'asphyxie, quelle qu'en soit la cause, l'électricité doit être placée en première ligne.

Ici, il faudrait donner la préférence au courant induit, aux intermittences rapides et aux fortes tensions. Un excitateur étant placé dans l'une ou l'autre main, ou sur tout autre point du corps, on pratiquerait avec le pôle négatif des frictions sur l'épigastre, sur la région précordiale, sur les muscles intercostaux et sur toute la surface du thorax, sur le rachis et sur les membres. Dès qu'il y aurait des signes de retour à la vie, on continuerait les frictions en diminuant la tension du courant. Le frictionneur pourrait être remplacé par le tube à éponge, surtout pour l'électrisation des muscles intercostaux et de la base du thorax.

Iléus et constipation. Les courants électriques ont été recommandés, contre la première de ces affections, par M. *Leroy-d'Etiolles*, et l'on compte déjà des guérisons de constipations opiniâtres, par les courants d'induction. Le procédé à suivre, pour provoquer des contractions intestinales, consiste à placer l'excitateur positif dans le rectum, et à agir par le tube à éponge (négatif) sur le point où siège l'iléus et sur les muscles du ventre. — Courant inducteur; intermittences rapides; tension modérée contre la constipation, plus forte contre l'iléus. Séance d'un quart d'heure à une demi-heure.

Hoquet. — Si la thérapeutique ordinaire possède quelques moyens efficaces contre le hoquet passager, elle voit trop souvent ces mêmes moyens échouer contre certains hoquets continus, incoercibles. Des faits, déjà nombreux, prouvent que l'électricité pourra être très utile dans les cas de ce genre. Il faudrait, dans ces cas, localiser le courant, à l'aide des tubes à éponge, sur les attaches du diaphragme, vers l'épigastre, ou sur les différents points de la base du thorax. — Courant inducteur ; intermittences rapides ; tension moyenne. On peut agir aussi, par le pôle positif, sur les nerfs diaphragmatiques, à la région du cou, et, par le négatif, sur les points indiqués. — Séance d'un quart d'heure à une demi-heure.

Hypocondrie. — M. le docteur Brachet, dans son traité de l'hypocondrie, recommande l'électricité contre cette opiniâtre névrose. Le procédé que nous suivrions dans ce cas, serait tout à fait analogue à celui que nous avons indiqué pour le traitement des névroses générales.

NÉVRALGIES ET RHUMATISMES.

Nous résumerons, comme le fait M. *Van-Holsbéek*, le traitement des névralgies en deux méthodes, l'une anesthésique et l'autre révulsive. Dans la première, on peut employer le courant continu, ou le courant inducteur. On fixe le pôle positif à l'extrêmité centrale du nerf malade, et le pôle négatif aux points de la périphérie où ses rameaux se distribuent : les excitateurs, dans ce cas, doivent être mouillés. La méthode révulsive consiste à employer des excitateurs secs et à agir directement sur le siège de la douleur. Nous avons exposé déjà les raisons qui nous portent à préférer la première de ces méthodes à la seconde : nous nous guidons, dans notre pratique, sur les principes que nous avons établis en traitant du degré de tension et du sens à donner aux courants.

Rhumatisme musculaire. — Nous rapprochons cette affection des précédentes, parce qu'elle offre avec elles la plus grande analogie par sa nature et par le traitement qu'elle réclame. Dans le torticolis, le lumbago, la pleurodynie, on fixe l'excitateur négatif dans le voisinage du mal, et l'on agit par l'excitateur positif (frictionneur, tube à éponge ou plaque fixe) sur le mal lui-même

Des essais d'application de l'électricité au traitement du rhumatisme articulaire aigu et de la goutte, ont été faits par quelques praticiens qui prétendent en avoir obtenu des résultats satisfaisants. Nous croyons, jusqu'à présent, devoir réserver cette question. Disons seulement que, si dans les cas de ce genre, nous avons quelquefois obtenu des résultats étonnants, le mieux n'a pas eu de persistance. Mais, dans aucun cas, nous n'avons reconnu d'inconvénient en appliquant les courants avec modération et avec prudence.

Dans les affections de ce genre, nous donnerions la préférence au courant continu et nous appliquerions alternativement une électrisation généralisée et une électrisation localisée. Chez les goutteux, nous croirions nécessaire d'agir aussi sur le système gastro-hépatique.

MALADIES DU SYSTÈME SANGUIN.

Anévrysmes. — Varices. — Tumeurs érectiles.
On connaît les heureuses applications que MM. *Velpeau*, *Amussat*, *Pétrequin*, ont fait de l'électro-puncture au traitement des anévrysmes externes. Tout porte à croire que la chirurgie trouvera encore dans le fluide voltaïque un moyen de coagulation du sang, efficace dans le traitement des varices et des tumeurs érectiles. Nous pensons que, dans ces derniers cas, sans qu'il soit indispensable de recourir aux aiguilles, des essais pourraient être tentés à l'aide d'un excitateur plat, très mince, et

pouvant se mouler en quelque sorte sur la surface de la tumeur que l'on voudrait coaguler. Cet excitateur serait en rapport avec le pôle positif et on lui opposerait le pôle négatif.

Hémorragies utérines — Un des accoucheurs les plus distingués de la Grande-Bretagne, le docteur Thomas *Radford*, de Manchester, a eu, l'un des premiers, l'idée de combattre les pertes utérines par l'électricité. Pour agir sur les fibres longitudinales, il place un excitateur en rapport direct avec le col de l'utérus, et un autre avec le fond de l'organe à travers la paroi abdominale. Pour agir transversalement, il dispose les excitateurs, à l'extérieur, aux deux extrémités du diamètre transversal, c'est-à-dire, d'une part, au-dessus du pubis, et, d'autre part, au-dessus du sacrum.

Nous ajouterons à ces données, que le courant inducteur est plus particulièrement indiqué dans les cas de ce genre, parce que, à son action spéciale sur la contractilité musculaire, il joint les propriétés chimiques qu'il tient de la pile. Le pouvoir coagulant de son pôle positif est aussi une indication pour le mettre en rapport direct avec le col de l'utérus.

Un autre praticien anglais, M. *Barnes*, s'est occupé aussi des applications de l'électricité contre l'inertie de l'utérus dans les diverses périodes du travail de l'accouchement, et dans les cas d'hémorragie. Son mémoire qui, sous une foule de rapports, offre le plus grand intérêt, a été reproduit dans l'excellent recueil de M. *Van Holsbéek*, les annales de l'électricité.

Affections de l'utérus ; métrites ; déplacements. — Un médecin français, M. le docteur Beuvain, a publié, dans le *Moniteur des Sciences*, deux observations fort remarquables de métrites ulcéreuses, avec déplacement de l'organe, et qui ont été guéries par l'électricité.

A l'hôpital Cochin, M. *Beau* ayant obtenu des résultats avantageux de l'électricité contre les engorgements inflammatoires des articulations, a eu l'idée d'essayer le même moyen dans les cas d'inflammation du col utérin, et il a eu des succès.

Jusqu'à présent, nous n'avons fait nous-même application des courants que dans un seul cas d'engorgement sub-inflammatoire du col, avec antéversion, et nous avons obtenu un résultat satisfaisant. Notre procédé a consisté à employer alternativement, et quelquefois successivement, dans la même séance, le courant continu et le courant inducteur, en agissant directement sur le siége du mal par le pôle positif : le pôle négatif était amené, par notre grande plaque, tantôt au bas des reins, tantôt sur la région ombilicale. Comme nous ne cherchions pas à produire des effets caustiques, nos séances duraient de vingt minutes à une demi-heure et nous ne recourions pas au spéculum. Tantôt nous amenions notre excitateur en lamelle sur l'un des côtés du col, et nous l'y maintenions à l'aide du manche dont la longueur est très avantageuse dans ce cas. D'autres fois, nous montions l'excitateur en olive, et nous le portions dans l'orifice du col utérin. Enfin, pour agir sur le corps de l'utérus à travers la paroi supérieure du vagin, nous nous servions de notre excitateur en cercle. Au courant continu, nous n'avons mis en jeu qu'un seul couple, et nous n'avons pas dépassé, au courant inducteur, six degrés de notre appareil. La malade a parfaitement supporté ce traitement qui, dans l'espace d'un mois, a consisté en dix électrisations.

TUMEURS DIVERSES.

Adénites chroniques, cervicales et autres. — M. le docteur *Boulu* est encore, parmi les électriciens modernes, celui qui s'est occupé, avec le plus de distinction, des applications de l'électricité aux affections de ce genre. Il a soumis à l'Académie de Médecine le résultat de son expérience et de ses observations, et ce travail a donné lieu à un rapport fort remarquable de M. *Bouvier*. Ce rapport a été reproduit dans les *Annales* de l'électricité, année 1860 ; nous y renvoyons le lecteur.

Nous ne pouvons approuver la préférence exclusive que M. le docteur *Boulu* donne, dans sa pratique, aux appareils magnéto-électriques. Outre l'incommodité et la gène que le praticien rencontre dans le maniement de ces appareils, ils se montrent complétement dépourvus des propriétés spéciales que les appareils volta-magnétiques tiennent de la pile. Avec des courants intermittents indépendants de toute action voltaïque, on n'obtiendra que des effets de stimulation simple. Avec le courant de la pile, continu ou intermittent, on aura ces mêmes effets par le pôle négatif, tandis que le positif tendra, par son action caustique, à modifier l'état organique existant.

Dans une affection qui, bien que locale, se relie preque toujours, bien évidemment, à un état général, à une cachéxie, nous voudrions aussi voir alterner l'électrisation généralisée avec l'électrisation localisée. Nos raisons sont les mêmes que celles de la thérapeutique ordinaire qui, dans les affections de ce genre, accorde au moins autant d'importance aux médications générales qu'aux médications locales.

Hernies étranglées. — De tous les moyens employés pour dégager l'intestin dans les maladies appelées *volvulus* et *iléus*, je ne crois pas, dit M. *Duchenne*, qu'il en existe un plus efficace que l'excitation électrique dirigée sur les muscles abdominaux et le tube digestif. Se guidant sur ce principe, M. *Guitard* est parvenu à faire rentrer l'intestin d'une hernie étranglée en appliquant les excitateurs directement sur la tumeur.

Ce n'est guère, dit M. *Van Holsbéek*, que dans les hernies formées par l'intestin que l'on est en droit de se promettre un succès complet de l'électricité; elle serait, on le comprend, de toute inutilité dans celles que constitue l'épiploon seul. Dans les tumeurs herniaires qui contiennent et l'intestin et l'épiploon, on doit encore tenter l'excitation électrique qui se portera sur le tube intestinal, lequel pourra, par sa rétrocession, faire cesser l'engorgement et entraîner l'épiploon avec lui.

Hydrocèle. — Des cas déjà nombreux de guérison de l'hydrocèle par les courants électriques ont été publiés par MM. *Pétrequin*, *Guitard*, *Van Holsbéek* et d'autres praticiens. Voici quel est le procédé de ce dernier. M. *Van Holsbéek* se sert d'aiguilles à acupuncture et d'un appareil à deux courants : il donne la préférence au courant inducteur. Il fait asseoir le malade sur une chaise ou un fauteuil, saisit et tend la tumeur de la main gauche, comme pour la ponction, et repousse en haut et en arrière le testicule. Il implante les aiguilles, l'une à la base et l'autre au sommet de la poche séreuse, puis il met les réophores en contact avec elles, le positif à celle de la base, le négatif à celle du sommet. Il commence par un courant extrêmement faible et il en augmente ensuite la force insensiblement. Cette opération, dit-il, est généralement bien supportée ; elle ne doit pas durer plus de cinq minutes Une séance rarement deux, suffisent pour déterminer une guérison radicale.

Dans un cas des plus remarquables dont M. Pétrequin a donné communication à l'Académie de médecine, ce praticien distingué employa, chez un malade très pusillanime, le courant continu, à réophores simples et sans recourir aux aiguilles. Au grand étonnement du praticien et du malade, une seule application suffit à la guérison.

Nous pensons que, dans tous les cas, on pourrait appliquer d'abord le courant continu ou le courant inducteur, avec des réophores ordinaires. Si, après quelques séances, il n'y avait pas de résultat satisfaisant, il serait toujours temps de recourir à l'électro-puncture.

FIN

APPAREILS VOLTA-MAGNÉTIQUES,

du docteur NIVELET.

Prix du grand appareil, complet, avec 4 couples et tous les excitateurs.......... .... 150 fr.

Petit appareil, avec 2 couples et excitateurs complets...... 120

Bobine à découvert, donnant le courant continu, le courant inducteur et le courant induit, sans le système des courants interrompus, avec un seul couple................. 40

Prix des excitateurs, à part. .... 3[illegible]

Un flacon de perchlorure de fer est expédié avec chaque appareil.

S'adresser directement au docteur NIVELET,
à Commercy (Meuse).

Nota. — Les appareils sont garantis pour un an, sauf les cas de chute ou de fracture.

POST-SCRIPTUM.

Association du fil inducteur et du fil induit.

Le dessin de notre appareil était déjà livré au lithographe, quand nous avons reconnu que l'association du gros fil et du fil fin pouvait avoir son utilité aux courants interrompus.

Nous avons rendu cette association facultative par l'établissement d'une lamelle de cuivre, mobile par l'une de ses extrémités Cette lamelle ne figure pas dans la lithographie de notre appareil ; elle va de M en f, *Planche* 2e.

Pour associer les courants, il s'agit de placer l'extrémité libre de la lamelle sur la borne f, et de l'y fixer à l'aide de la vis de pression que porte cette borne. Pour séparer les courants, on déplace l'extrémité libre de la lamelle et on l'éloigne de la borne assez pour qu'il ne puisse exister de contact entre ces deux parties.

Quand les courants sont associés, les secousses des courants interrompus se perçoivent non seulement aux Nos 3 et 4 du courant induit, mais encore aux Nos 1 et 2.

Il résulte aussi de cette association que l'on peut avoir un courant intermittent, mixte par sa nature, aux orifices réophores Nos 1 et 4.

PLANCHE 1.re — Elle représente : 1° une vue extérieure de l'appareil, réduit de moitié; 2° une vue de l'ensemble des excitateurs ; 3° le système du trembleur.

Vue extérieure de l'appareil. — I. Couvercle du compartiment des excitateurs. — II. Couvercle du compartiment de la pile. — IV. Tube graduateur. — V. Bouton qui ouvre et ferme le circuit des courants interrompus. — VI. Manivelle de la roue dentée — 1. - Pôle négatif du courant inducteur — 2 +. Pôle positif du courant inducteur. — 3 - . Pôle négatif du courant induit — 4 + Pôle positif du courant induit.

EXCITATEURS. — N° 1. L'une des petites plaques. — N° 2. Plaque pour la tête. — N° 3. Grande plaque. — N 4. Le cylindre simple. — N° 4 bis. Le cylindre double. — N° 5. L'un des crochets à bains. — N° 6. L'un des tubes à éponges. — N° 7. Pinceau fustigateur. — N° 8. - Tige recourbée où se fixent le disque, la boule, l'olive, l'excitateur auriculaire et le disque à friction. — N 9. Excitateur dentaire. — N°s 10, 10 bis, 10 ter. Les trois excitateurs utérins. — N° 11. Le manche sur lequel se vissent les pièces précédentes à partir du N° 7. N° 12. L'excitateur auriculaire. — N° 13. La boule. — N° 14. L'olive. — N 15. Le disque à frictions, vu de face. — N° 15 bis. Le même, vu de côté. — N° 16. Réophore ou cordon double. — N° 17. Réophore ou cordon simple.

PLANCHE 2.e — *Vue intérieure de l'appareil ; réduction du tiers ; projection horizontale ; les couvercles sont supprimés.*

Les flèches portant le signe + indiquent la marche du courant, depuis le charbon de la pile jusqu'au trembleur F. Ce courant, parti de A, passe donc par les points B, C, D, gagne le bout initial de l'hélice inductrice, parcourt toutes ses spires, arrive à E E E, bout terminal, et enfin au trembleur F.

Les flèches portant le signe — indiquent la marche du courant, depuis le zinc L, jusqu'à la pointe platinée G. Ce courant parti de L, passe donc par K, I, II, et arrive à G. — C'est entre G et F que s'opèrent l'ouverture et la fermeture du circuit.

Quand ce circuit est ouvert (comme il l'est dans la figure, c'est-à dire quand la pointe platinée ne touche pas le trembleur, le courant négatif passe par le dérivé d'I à N, et le positif par celui d'E à M. En plaçant les réophores aux orifices N° 1 —, N° 2 +, pour les amener au sujet, celui-ci se trouve donc compris dans le circuit de la pile.

e, e, e, e, représentent le bout initial du fil fin, se rendant à l'orifice réophore N° 4 +.

f est le bout terminal se rendant à l'orifice N° 3 —.

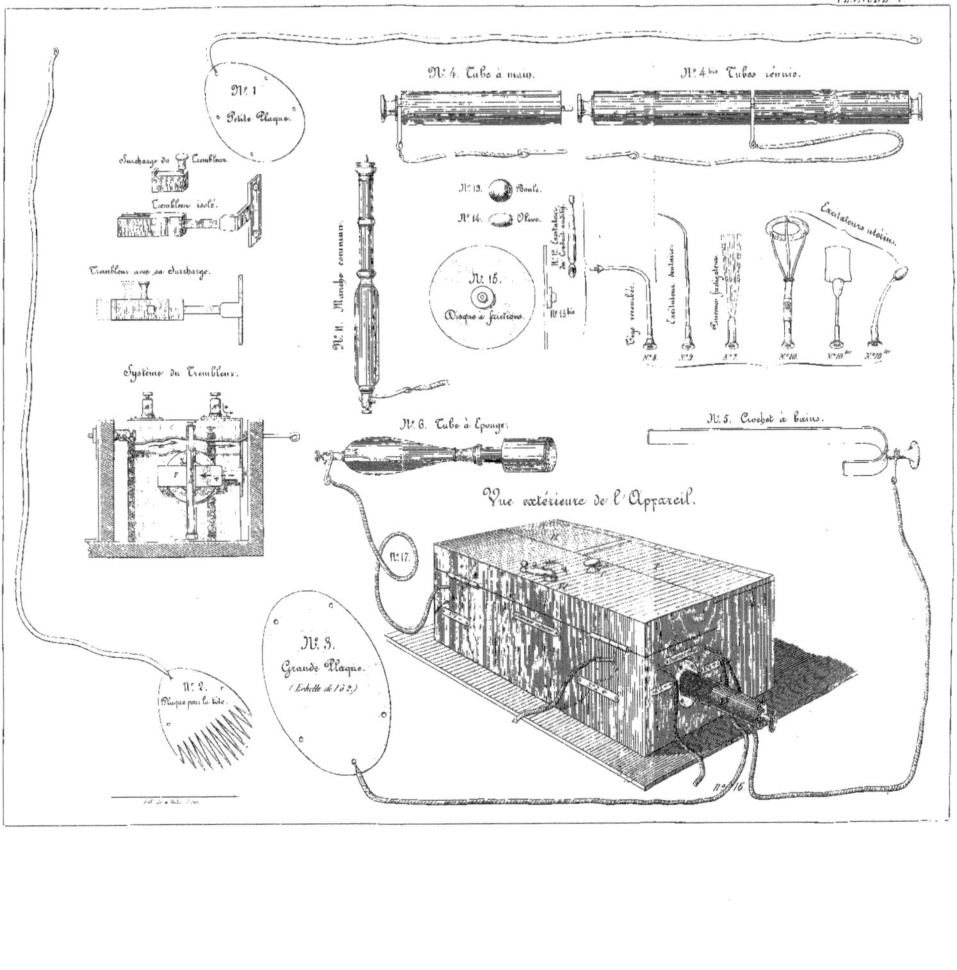

N° 1 Petite Plaque.

N° 4. Tube à main.

N° 4 bis Tubes réunis.

Surcharge du Trembleur.

Trembleur isolé.

Trembleur avec sa Surcharge.

N° 11. Manche commun.

N° 13. Boule.

N° 14. Olive.

N° 12 Excitateur du Conduit auditif.

N° 15. Disque à frictions.

N° 15 bis

Tige recourbée.

Excitateur dentaire.

Pinceau fustigateur.

Excitateurs utérins.

N° 8 N° 9 N° 7 N° 10 N° 10 bis N° 10 ter

Système du Trembleur.

N° 6. Tube à Eponge.

N° 5. Crochet à bains.

Vue extérieure de l'Appareil.

N° 17.

N° 3. Grande Plaque. (Echelle de 1 à 2.)

N° 2. Plaque pour la tête.

N° 16

Vue intérieure de l'Appareil.

(*Projection horizontale, couvercles enlevés*).

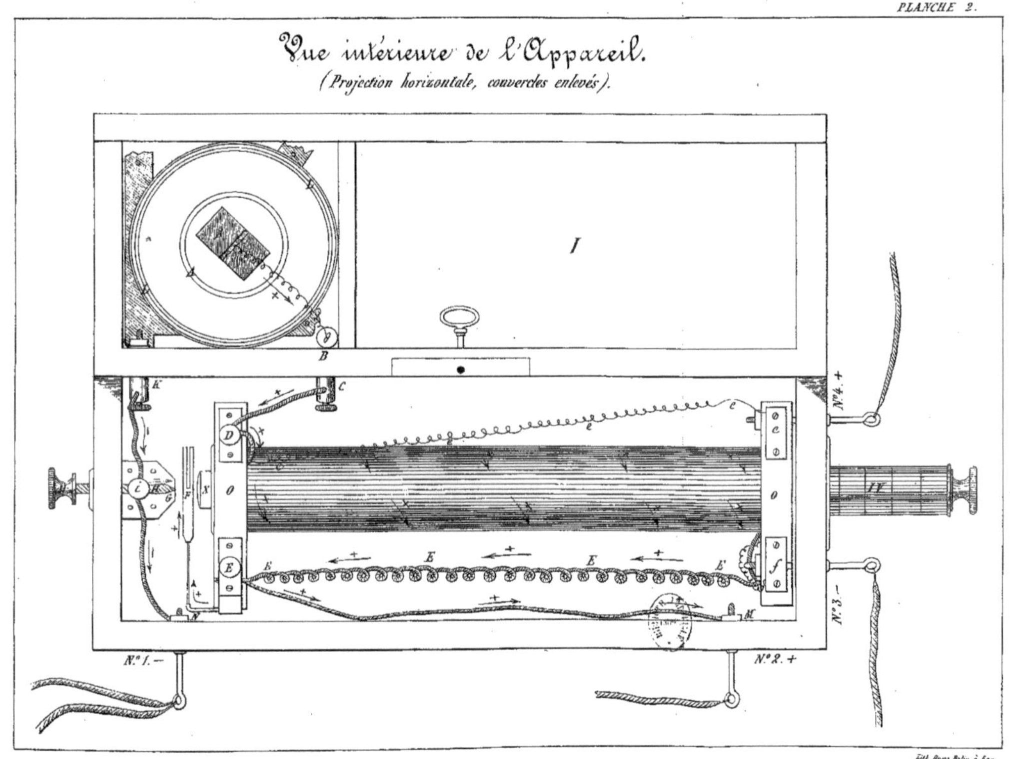

Lith. Renou Robin, à Par.

PLANCHE 3.e

SYSTÈME DES COURANTS INTERROMPUS.

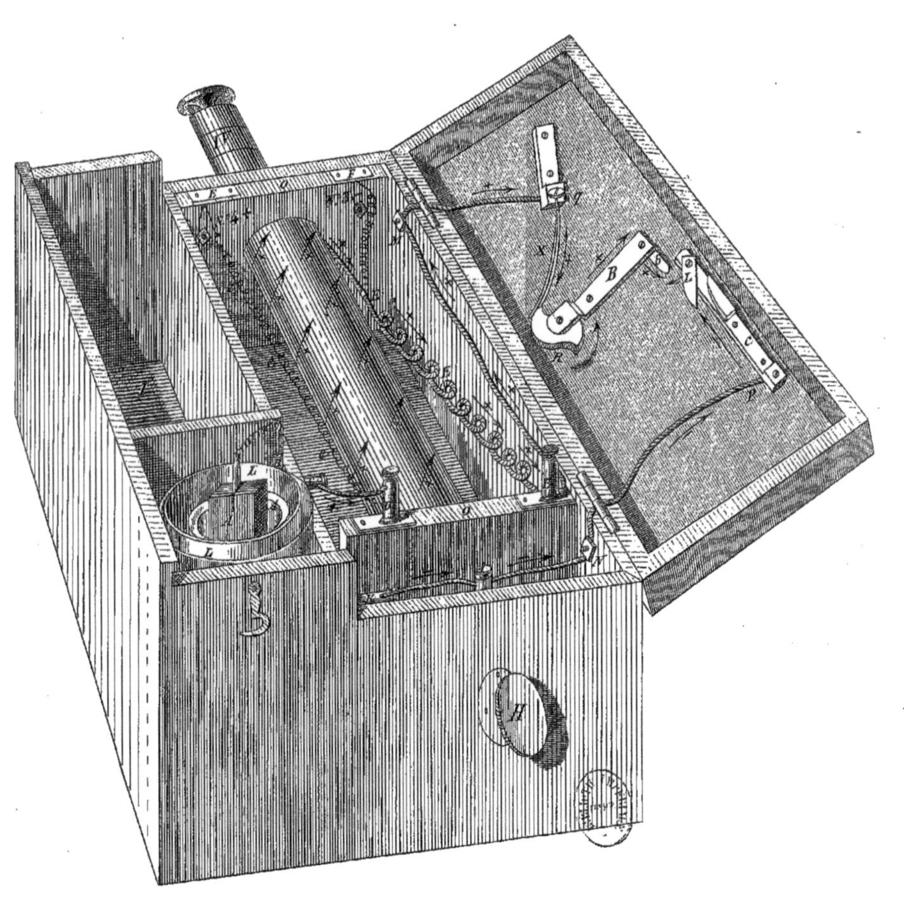

www.ingramcontent.com/pod-product-compliance
Ingram Content Group UK Ltd.
Pitfield, Milton Keynes, MK11 3LW, UK
UKHW020418230726
13925UKWH00004B/1499